针 灸

推 拿

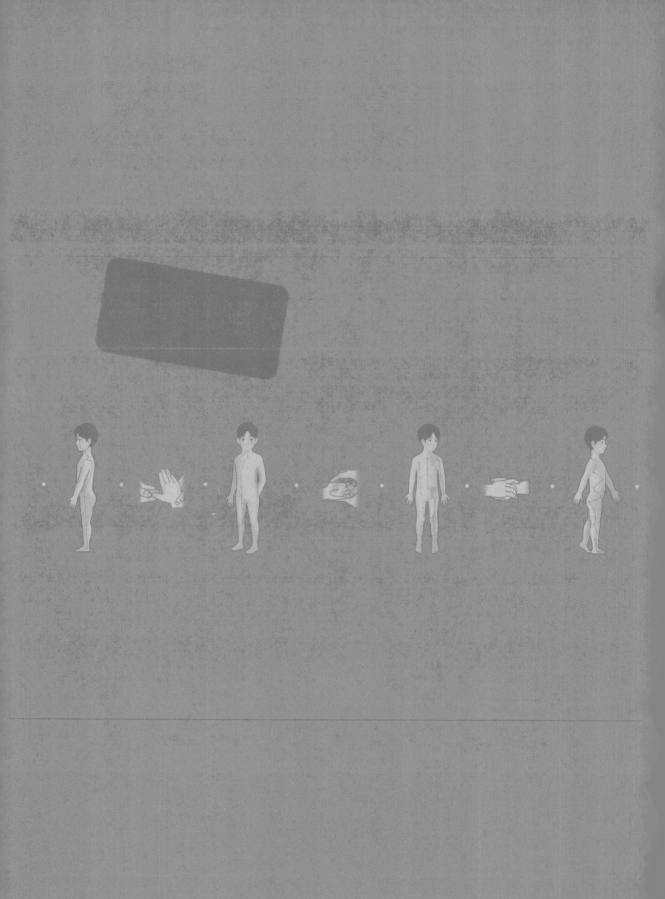

儿童针灸推拿教程

主 编 邓 健

副主编 郭玉怀 邹晓音

编 委（按姓氏笔画排序）

邓 健 刘晓青 苏维维 李明慧

邹晓音 陈珏璇 林穗华 高锦雄

郭玉怀 蔡焕昭 谭汶键

人民卫生出版社
·北京·

图书在版编目（CIP）数据

儿童针灸推拿教程 / 邓健主编 . —北京：人民卫生出版社，2023.12

ISBN 978-7-117-35795-1

Ⅰ.①儿…　Ⅱ.①邓…　Ⅲ.①小儿疾病 – 针灸疗法 – 医学院校 – 教材②小儿疾病 – 推拿 – 医学院校 – 教材　Ⅳ.①R246.4②R244.1

中国国家版本馆 CIP 数据核字（2023）第 249538 号

人卫智网	www.ipmph.com	医学教育、学术、考试、健康，购书智慧智能综合服务平台
人卫官网	www.pmph.com	人卫官方资讯发布平台

儿童针灸推拿教程

Ertong Zhenjiu Tuina Jiaocheng

主　　编：邓　健

出版发行：人民卫生出版社（中继线 010-59780011）

地　　址：北京市朝阳区潘家园南里 19 号

邮　　编：100021

E - mail：pmph @ pmph.com

购书热线：010-59787592　010-59787584　010-65264830

印　　刷：北京虎彩文化传播有限公司

经　　销：新华书店

开　　本：787 × 1092　1/16　　印张：14

字　　数：314 千字

版　　次：2023 年 12 月第 1 版

印　　次：2024 年 1 月第 1 次印刷

标准书号：ISBN 978-7-117-35795-1

定　　价：92.00 元

打击盗版举报电话：010-59787491　E-mail：WQ @ pmph.com

质量问题联系电话：010-59787234　E-mail：zhiliang @ pmph.com

数字融合服务电话：4001118166　E-mail：zengzhi @ pmph.com

序 一

　　儿童是我们社会的宝贵财富，他们的健康成长事关我们整个民族的未来。然而，随着现代生活方式的改变和环境污染的加剧，儿童健康问题日益突出。虽然在某些情况下药物治疗是必要的，但患儿也同时面临着药物副作用和长期依赖的风险。因此，为儿童寻找一种安全、有效的非药物治疗方法，成为当今医学界的重要课题。

　　针灸推拿学作为中医药的瑰宝，拥有悠久的历史和广泛的应用经验。针灸推拿通过调和人体的气血运行，促进健康和阴阳平衡。儿童的生命力旺盛，自愈能力强，更容易接受针灸推拿疗法。因此，在临床工作中，我们可以发现和总结许多有特色的针灸疗法和技术，从而有效帮助儿童解决各种健康问题。

　　《儿童针灸推拿教程》系统地介绍了儿童针灸推拿的理论和实践。编写团队结合丰富的临床经验和科学研究成果，详细解析了儿童针灸推拿的原理、方法和应用。他们还深入研究了儿童的生理特点和腧穴分布规律，并针对不同年龄段的儿童提供了个体化的治疗方案。同时，该书注重理论与实践的结合，力求将抽象的理论转化为具体的操作技巧。书中还提供了大量的图示，以便读者更好地理解和掌握针灸推拿技术。

　　我衷心希望这本教材能够为广大读者提供准确、可信、实用的知识。我相信，通过学习和应用儿童针灸推拿技术，我们将能够更好地呵护和促进儿童的健康成长。让我们共同努力，为孩子们打造一个更加健康、快乐的明天！

孙申田

国医大师
黑龙江中医药大学教授
2023 年 11 月

序 二

古有"宁治十男子，莫治一妇人；宁治十妇人，莫治一小儿"之说，言儿科疾病之难治。针灸推拿作为中医药学的重要组成部分，治疗儿科疾病，古已有之，但历代医家留下的关于针灸推拿治疗儿科疾病方面的著作鲜少，目前也未专门为针灸推拿治疗儿科疾病设立教材。随着针灸学独立成为新的学科，本教程的编写将在满足针灸儿科临床学科体系的建立需求，促进针灸推拿在儿科应用中的发展，更好地为儿科教学服务方面做出积极贡献。

本书定位明确，兼收并蓄，保持了教材的系统性、科学性，突出经络腧穴基础理论、儿童常用腧穴、丰富的儿童实用外治疗法以及在临床中的特色运用等知识，内容深入浅出，便于教与学。其特色一是联系实际，介绍了针灸、推拿、香佩、足浴等行之有效的疗法的操作规程，突出实操性，使之更加符合教学与实践融合，适应儿童针灸推拿专科人才的培养要求和社会需求。二是根据儿童的形象和身形比例，重新绘制经络腧穴插图，展现儿童生机蓬勃的形象，简洁大方，图文相融，突出儿童常用的重点腧穴，具有较强的可读性。

邓健主任医师师从全国名老中医李宜瑞教授，有着丰富的中医儿科临证心得，近年来积极发展针灸推拿在儿科专科中的应用，在国内较早开设小儿针灸专科和斜颈推拿专科，带领针灸推拿专业团队编写此教程。在他的团队中，我们不仅看到儿科针灸推拿学研究的希望，也看到儿童针灸推拿发展的希望。感谢邓健主任和他的团队的努力，让儿童患者得到更丰富更优质的治疗，也让儿科专业的学生获得一部更系统化、更有针对性的教材。

本书的出版，是针灸推拿在专科教学上的创新，对推动针灸学科发展有积极作用，故乐之为序。

唐纯志

广州中医药大学华南针灸研究中心　执行主任
2023 年 11 月

前　言

随着人们对综合健康管理和非药物疗法需求的增加，儿童针灸推拿成为一个备受关注的领域。编写本教材的目的，是满足针灸儿科临床学科体系的建立需求，同时帮助儿科专业学生更好地应用针灸推拿技术。

本书系统地介绍儿童针灸推拿学的基本理论、实际操作和临床应用。我们希望通过科学准确的解释和详细的示范，使读者能够全面了解儿童针灸推拿的原理、方法和注意事项。同时，我们也强调针灸推拿的安全性和有效性，提升读者对这种疗法的认识，消除对它的误解和疑虑。

在编写本书时，我们采取了系统化的方法，结合了丰富的学术研究和实践经验。首先，我们对儿童针灸推拿学领域进行了广泛的文献调研，收集了相关的理论知识和临床案例。其次，我们通过讨论和交流，整理出适用于儿童的针灸推拿技术和应用指南。最后，我们通过丰富的图示和实例，将复杂的概念和操作步骤转化为易于理解和实践的形式。

本书由一支专业团队共同编写而成。团队成员包括儿科医生、针灸推拿专家和科研人员。他们拥有丰富的学术背景和实践经验，对儿童针灸推拿有着深入的研究和了解。每位成员都充分发挥自己的专业优势，为本书的编写贡献了自己的力量。

最后，要衷心感谢所有支持和帮助我们的儿童和家长、医护人员以及相关领域的专家学者，感谢他们在本书编写过程中提供了宝贵的意见和建议。同时，也要感谢出版社团队的支持与付出，使得本书能够顺利完稿并呈现在读者面前。

谢谢各位读者的关注与支持！希望本书能够为您提供有益的信息，帮助您更好地了解和应用儿童针灸推拿。

编　者

2023 年 11 月

目　录

第一部分　经络腧穴

第一章
经络总论

第一节 经络的组成和作用

一、经络的概念

经络是人体运行气血的通道。经络系统由经脉和络脉组成，广泛分布于人体各部。经络学说是中医重要基础理论，对认识人体生命活动，解释人体生理功能和病理现象，具有重要的理论意义，在指导针灸临床实践、指导中医临床各科诊断治疗中发挥了重要作用。

关于经络的描述，早在《黄帝内经》《难经》中已有系统的描述，近代出土的帛书等考古成果也不断地发现古代医家关于经络的记载，如《脉书》中所描述的"十一脉"，后来发现的《针灸甲乙经》也对经络和腧穴内容进行了较全面的总结归纳。经络学说的发展源于众多医家长时间医疗实践的总结，且由各家各派丰富其内涵，形成了我国针灸、推拿等不同中医特色治疗方法百花齐放的局面。

经络中运行的物质主要是气血。《灵枢·经脉》中说道："人始生，先成精，精成而脑髓生，骨为干，脉为营，筋为刚，肉为墙，皮肤坚而毛发长，谷入于胃，脉道以通，血气乃行。"食物进入人体后在胃中转化为气血，通过"脉道"输布全身，而这个脉道的组成，便是经络组成部位。"经"在《说文解字》中解释为织，意为纵向的丝，也包含有路径的意思，在中医学中可以理解成是经络系统中的主干道；"络"为棉絮的意思，也有网络、纵横交错的含义，是由"经"分别出来、遍布全身的细小通道。《灵枢·脉度》中说道："经脉为里，支而横者为络，络之别者为孙络。"因此将人体气血运行的通道按照大小、深浅的不同可分别称为"经脉""络脉""孙脉"。

经络综合交错，遍布全身，将人体的五脏六腑、四肢百骸、五官九窍、经脉肌肤联系成一个有机的整体。

二、经络系统的组成

经络系统由经脉和络脉组成，经脉包括十二经脉、奇经八脉，以及附属于十二经脉的十二经别、十二经筋、十二皮部；络脉包括十五络脉和浮络、孙络等。

（一）十二经脉

1.十二经脉的含义和命名

十二经脉，包括手三阴经、手三阳经、足三阳经、足三阴经，共十二条，按照流注顺序依次为：手太阴肺经、手阳明大肠经、足阳明胃经、足太阴脾经、手少阴心经、手太阳小肠经、足太阳膀胱经、足少阴肾经、手厥阴心包经、手少阳三焦经、足少阳胆经、足厥阴肝经。它们是人体运行气血的主要通道，也是经络系统的主体，因此也被称为"正经"。

十二经脉的命名是古人根据阴阳消长所化生的三阴三阳，结合经脉循行于上肢和下肢的特点，以及脏腑属络关系而确定的。阴经属脏络腑，阳经属腑络脏。至于三阴三阳的意义，主要表示阴气和阳气的多少。阴气最盛的为太阴，其次为少阴，再次为厥阴；阳气最盛的为阳明，其次为太阳，再次为少阳。每一条经脉的名称依据手足、阴阳、脏腑3个方面来命名。如隶属于肺，循行于上肢内侧外缘的经脉叫做手太阴肺经。

2.十二经脉的分布

十二经脉在体表有一定的分布规律，左右对称地分布于头面、躯干和四肢。在四肢部，手三阴和足三阴经分别分布于上肢和下肢内侧，手三阳经和足三阳经分别分布于上肢和下肢外侧，大体分布规律为太阴在前，厥阴在中，少阴在后。在头面部，阳明经行于面部、额部；太阳经行于面颊、头顶及头后部；少阳经行于头侧部。在躯干部，手三阳经行于肩胛部；足三阳经则阳明经行于胸腹部，少阳经行于胁肋部，太阳经行于腰背部。

十二经脉的走向和交接遵循一定的规律，《灵枢·逆顺肥瘦》记载："手之三阴，从脏走手；手之三阳，从手走头；足之三阳，从头走足；足之三阴，从足走腹。"十二经脉的循行规律为：手三阴经从胸走向手指末端，与手三阳经相交；手三阳经从手指末端走向头面部，与足三阳经相交；足三阳经从头面部走向足趾末端，与足三阴经相交；足三阴经从足趾走向胸腹，与手三阴经相交。

十二经脉的气血流注循环往复，如环无端，从手太阴肺经开始，依次传至足厥阴肝经，再传至手太阴肺经，周而复始，反复循环。

3.十二经脉的表里属络关系

十二经脉"内属于脏腑，外络于肢节"，在体内有6对表里属络关系。手阳明大肠经与手太阴肺经为表里；手少阳三焦经与手厥阴心包经为表里；手太阳小肠经与手少阴心经为表里；足阳明胃经与足太阴脾经为表里；足少阳胆经与足厥阴肝经为表里；足太阳膀胱经与足少阴肾经为表里。互为表里的经脉在生理上密切联系，病变时相互影响，治疗时相互为用。

（二）奇经八脉

奇经八脉即别道奇行的经脉，有督脉、任脉、冲脉、带脉、阴维脉、阳维脉、阴跷脉、阳跷脉共8条，因此称为奇经八脉。

奇经八脉的奇，有两层含义。一读qí（单骑），指奇特、奇异，奇经八脉与十二正经不同，不直接隶属于脏腑，与奇恒之腑联系密切，除任、督二脉外，均无本经经穴，也不存在气血的循环流注，故称"奇经"。二读jī（音基），即单数义，与"偶"相对，没有配偶叫作奇，奇经八脉没有表里配偶关系，因此称为"奇经"。

奇经八脉纵横交错于十二经脉之间，在经络系统中具有极其重要的地位，它具有加强十二经脉联系、调节十二经脉气血及全身气血盛衰的作用。

（三）十五络脉

络脉是由经脉分出的行于浅表的支脉。络脉由十五络脉、孙络、浮络组成。十五络脉是十二经脉和任、督二脉各自别出一络，加上脾之大络，一共十五条。浮络是浮行于浅表部位的络脉。孙络是络脉中最细小的分支，遍布全身。

十五络脉，分别以其发出处的腧穴命名。手太阴肺经的络脉为列缺，手阳明大肠经的络脉为偏历，足阳明胃经的络脉为丰隆，足太阴脾经的络脉为公孙，手少阴心经的络脉为通里，手太阳小肠经的络脉为支正，足太阳膀胱经的络脉为飞扬，足少阴肾经的络脉为大钟，手厥阴心包经的络脉为内关，手少阳三焦经的络脉为外关，足少阳胆经的络脉为光明，足厥阴肝经的络脉为蠡沟，任脉的络脉为鸠尾，督脉的络脉为长强，脾之大络为大包。

十五络脉加强了十二经脉中表里两经之间的联系，沟通表里两经的经气。作为络脉系统主干，它统属全身络脉，通过孙络，将营卫气血输布全身，具有输送营卫气血，濡润周身的作用。

（四）十二经别

十二经别是十二经脉离、入、出、合的别行部分，是正经别行深入体腔、加强表里相合关系的分支。有具体的循行路线，循行分布具有"离、入、出、合"的特点。

离：从四肢部肘膝以上正经别出。入：入于胸腹与相关的脏腑联系。出：浅出于体表上行出于头颈部。合：在头颈部阳经经别合于本经。

十二经别通过离、入、出、合的分布沟通，进一步加强了表里两经、经脉与脏腑的联系，同时也扩大的经脉循行的联系和经穴的主治范围。

（五）十二经筋

十二经筋是指与十二经脉相应的筋肉部分，分布范围与十二经脉大致相同，经筋起自四肢末端，附着于骨骼和关节部，起约束骨骼，活动关节，保持人体运动功能和正常体位姿势。

（六）十二皮部

十二皮部是指与十二经脉相应的皮肤部位，体表皮肤按照手足三阴三阳划分，即可形成十二皮部。十二皮部是十二经脉在体表活动的反应部位，也是体表最外层，起着保卫机体、抗御外邪、反映病证和协助诊断的作用。《素问·皮部论》："皮者脉之部也，邪客于皮则腠理开，开则邪入客于络脉，络脉满则注于经脉，经脉满则入舍于府藏也，故皮者有分部，不与而生大病也。"根据皮—络—经—腑—脏的疾病传变层次，可以通过外部表现诊断内部脏腑疾病，即"有诸内必形诸于外"。

第二节　经络的生理功能

经络是人体运行气血的通路，经络系统对人体的生理病理变化都起着重要的作用。正如《灵枢·经脉》所言："经脉者，所以能决死生，处百病，调虚实，不可不通也。"

一、联络脏腑，沟通内外

《灵枢·海论》曰："夫十二经脉者，内属于脏腑，外络于肢节。"人体脏腑、四肢关节、五官、筋肉等组织、器官有着不同的功能，但通过经络的作用能够互相联系、互相配合，形成了一个有机整体，保持人体活动的协调、统一。十二正经和经别着重在人体体表与脏腑、脏腑与脏腑之间的沟通联系；十二经脉、十五络脉、十二经筋、十二皮部着重体表与体表和体表与脏腑间的联系，通过上述以十二经脉为主导，多个分支紧密联系，使人体各脏器功能始终保持着完整活动和互相协调。

二、运行气血，濡养全身

气血为人体生命活动的物质基础，而输布气血的通道依靠经络的运作。通过经络的运营，使"宗气""卫气""营气"等起到"内溉脏腑，外濡腠理"的作用。在经络的联系下，气血盛衰和机体活动保持平衡，达到"阴平阳秘，精神乃治"的状态。

三、抵御外邪，保卫机体

经络行气血而营阴阳，营行脉中，卫行脉外，营卫之气通过经络密布全身，外邪侵袭人体，先从体表皮毛开始，皮部和经脉是抵御外邪的第一道防线，通过卫气的功能实现。

第二章
腧穴总论

第一节　腧穴的概念、分类、命名

一、腧穴的概念

腧穴是人们在长期的医疗实践中发现的治病部位。远古时代，我们的祖先当身体某一部位或脏器发生疾病时，发现在病痛局部砭刺、叩击、按摩、针刺、火灸，可减轻或消除病痛。这种"以痛为输"所认识的腧穴，既无定位，又无定名，是认识腧穴的最初阶段。

在医疗实践中，医家对体表施术部位及其治疗作用的了解逐步深入，积累了较多的经验，认识到有些腧穴有确定的位置和主治的病证，并给予位置的描述和命名。这是腧穴发展的第二阶段，即定位、定名阶段。

随着对经络以及腧穴主治作用认识的不断深化，古代医家对腧穴的主治作用进行了归类，并与经络相联系，说明腧穴不是体表孤立的点，而是与经络脏腑相通。通过不断总结、分析归纳，逐步将腧穴分别归属各经。这是腧穴发展的成熟阶段，即定位、定名、归经阶段。

《黄帝内经》论及穴名约160个，并有腧穴归经的记载。晋代皇甫谧所著《针灸甲乙经》记载周身经穴名349个，除论述了腧穴的定位、主治、配伍、操作要领外，更对腧穴的排列顺序进行了整理，为腧穴学理论和针灸实践的发展做出了重要贡献。北宋王惟一对腧穴重新进行了考定，撰写了《铜人腧穴针灸图经》，详载了354个穴名。元代滑伯仁所著《十四经发挥》载经穴穴名亦为354个，并将全身经穴按循行顺序排列，称"十四经穴"。明代杨继洲《针灸大成》载经穴名359个，并列举了辨证选穴的范例，充实了针灸辨证施治的内容。清代李学川《针灸逢源》定经穴穴名361个，2021年颁布的中华人民共和国国家标准GB/T 12346—2021《经穴名称与定位》，经穴总数增至362个；GB/T 40997—2021《经外奇穴名称与定位》，经外奇穴为51个。

二、腧穴的分类

人体的腧穴大体上可归纳为十四经穴、奇穴、阿是穴3类。

1.十四经穴　是指具有固定的名称和位置，且归属于十二经和任脉、督脉的腧穴。这类腧穴具有主治本经和所属脏腑病证的共同作用，因此，归纳于十四经脉系统中，简称"经穴"。十四经穴共有362个，是腧穴的主要部分。

2.奇穴　是指既有一定的名称，又有明确的位置，但尚未归入或不便归入十四经系统的腧穴。这类腧穴的主治范围比较单纯，多数对某些病证有特殊疗效，因而未归入十四经系统，故又称"经外奇穴"。历代对奇穴记载不一。目前，GB/T 40997—2021《经外奇穴名称与定位》，对51个奇穴的部位确定了统一的定位标准。

3.阿是穴　是指既无固定名称，亦无固定位置，而是以压痛点或其他反应点作为针灸施术部位的一类腧穴。又称"天应穴""不定穴""压痛点"等。唐代孙思邈《备急千金要方》载："有阿是之法，言人有病痛，即令捏其上，若里当其处，不问孔穴，即得便快成痛处，即云阿是，灸刺皆验，故曰阿是穴也。"

三、腧穴的命名

腧穴的名称均有一定的含义，《千金翼方》指出："凡诸孔穴，名不徒设，皆有深意。"历代医家以腧穴所居部位和作用为基础，结合自然界现象和医学理论等，采用取类比象的方法对腧穴命名。了解腧穴命名的含义，有助于熟悉、记忆腧穴的部位和治疗作用。兹将腧穴命名择要分类说明如下。

1.根据所在部位命名　即根据腧穴所在的人体解剖部位而命名，如腕旁的腕骨，乳下的乳根，面部颧骨下的颧髎，第7颈椎棘突下的大椎等。

2.根据治疗作用命名　即根据腧穴对某种病证的特殊治疗作用命名，如治目疾的睛明、光明，治水肿的水分、水道，治面瘫的牵正。

3.利用天体地貌命名　即根据自然界的天体名称如日、月、星、辰等，以及地貌名称如山、陵、丘、墟、溪、谷、沟、泽、池、泉、海、渎等，结合腧穴所在部位的形态或气血流注的状况而命名，如日月、上星、太乙、承山、大陵、商丘、丘墟、太溪、合谷、水沟、曲泽、涌泉、小海、四渎等。

4.参照动植物命名　即根据动植物的名称，以形容腧穴所在部位的形象而命名，如伏兔、鱼际、犊鼻、鹤顶、攒竹、口禾髎等。

5.借助建筑物命名　即根据建筑物来形容某些腧穴所在部位的形态或作用特点而命名，如天井、印堂、巨阙、脑户、屋翳、膺窗、库房、地仓、气户、梁门等。

6.结合中医学理论命名　即根据腧穴部位或治疗作用，结合阴阳、脏腑、经络、气血等中医学理论命名，如阴陵泉、阳陵泉、心俞、三阴交、三阳络、百会、气海、血海、神堂、魄户等。

第二节 腧穴的作用

一、近治作用

近治作用是一切腧穴主治作用所具有的共同特点。如所有腧穴均能治疗该穴所在部位及邻近组织、器官的局部病症。

二、远治作用

远治作用是十四经腧穴主治作用的基本规律。在十四经穴中，尤其是十二经脉在四肢肘膝关节以下的腧穴，不仅能治疗局部病症，还可治疗本经循行所及的远隔部位的组织器官脏腑的病症，有的甚至可影响全身的功能。如合谷不仅可治上肢病，还可治颈部及头面部疾患，同时还可治疗外感发热病；足三里不但可治疗下肢病，而且对调整消化系统功能，甚至人体免疫等方面都具有一定的作用。

三、特殊作用

特殊作用指某些腧穴所具有的双重性良性调整作用和相对特异性而言。如"天枢"可治泄泻，又可治便秘；"内关"在心动过速时可减慢心率；心动过缓时，又可提高心率。特异性如大椎退热，至阴矫正胎位等。

总之，十四经穴的主治作用，归纳起来大体是：本经腧穴可治本经病，表里经腧穴能互相治疗表里两经病，邻近经穴能配合治疗局部病。各经主治既有其特殊性，又有其共同性。

第三节 特定穴

十四经穴中有特殊治疗作用，并且按照特定称号归类的腧穴称为特定穴。主要有五输穴、原穴、络穴、郄穴、募穴、背俞穴、八脉交会穴、下合穴、交会穴、八会穴等，主要分布在人体躯干和四肢关节处，在中医学思想指导下运用于临床具有重要的意义和良好的临床疗效。

一、五输穴

十二经穴在肘膝关节以下的5个腧穴，分别是井、荥、输、经、合，合称五输穴。相关记载首见于《灵枢·九针十二原》："所出为井，所溜为荥，所注为输，所行为经，所入为合。"此为按照经气的大小、深浅所排列。具体配穴如表2-3-1、表2-3-2所示。

表2-3-1 六阴经五腧穴及五行对应表

六阴脉	井（木）	荥（火）	输（土）	经（金）	合（水）
手太阴肺经	少商	鱼际	太渊	经渠	尺泽
足太阴脾经	隐白	大都	太白	商丘	阴陵泉
手少阴心经	少冲	少府	神门	灵道	少海
足少阴肾经	涌泉	然谷	太溪	复溜	阴谷
手厥阴心包经	中冲	劳宫	大陵	间使	曲泽
足厥阴肝经	大敦	行间	太冲	中封	曲泉

表2-3-2 六阳经五腧穴及五行对应表

六阳经	井（金）	荥（水）	输（木）	经（火）	合（土）
手阳明大肠经	商阳	二间	三间	阳溪	曲池
手太阳小肠经	少泽	前谷	后溪	阳谷	小海
手少阳三焦经	关冲	液门	中渚	支沟	天井
足阳明胃经	厉兑	内庭	陷谷	解溪	足三里
足少阳胆经	足窍阴	侠溪	足临泣	阳辅	阳陵泉
足太阳膀胱经	至阴	足通谷	束骨	昆仑	委中

"所出为井"，"井"穴多位于手足末端，比喻为水的源头，是经气出行的位置。"所溜为荥"，"荥"穴多位于掌指或跖趾关节前，比喻水流尚小，未成大流，是经气流行的部位。"所注为输"，"输"穴在掌指或跖趾关节后，比喻水流从小到大，由浅入深，经气逐渐盛行。"所行为经"，"经"穴位于腕踝关节以上，比喻水流变大，流行顺畅，经气运行丰盛的部位。"所入为合"，"合"穴多位于肘膝关节附近，比喻江河之水汇聚到湖海，是经气聚集深入，行往脏腑的部位。

五输穴各自对应五行，《难经·六十四难》中补全了阴阳六经的五输穴五行属性，"阴井木，阳井金；阴荥火，阳荥水；阴俞土，阳俞木；阴经金，阳经火；阴合水，阳合土"，依照的是五行的相生顺序，阴阳相合，结合天干地支理论，为子午流注针法奠定了理论基础。

五输穴是古今医家都重视并在临床中运用广泛的穴位，如"井"穴位于手足末端，针刺或放血治疗神志昏迷，"荥"穴治疗热病；"输"穴治疗各种关节等，这是根据《灵枢·顺气一日分为四时》中提出的"病在藏者取之井；病变于色者取之荥；病时间时甚者取之输；病变于音者取之经；经满而血者，病在胃；及以饮食不节得病者，取之于合。"同时，根据季节气候变化，《难经·七十四难》中提出："春刺井，夏刺荥，季夏刺俞，秋刺经，冬刺合。"同时根据"虚则补其母，实则泻其子"理论，进行补泻，如肺属金，虚则取太渊（土生金），实则取尺泽（金生水）。

二、原穴

十二经脉在腕、踝附近有一个脏腑原气停留的腧穴，即原穴（表2-3-3）。"原"为本原、原气的意思，是人体精神活动的原动力。《灵枢·九针十二原》："五脏有疾也，应出十二原，而原各有所出，明知其原，睹其应，而知五脏之害矣。"原气源于各脏腑，脏腑发生病变时，就会在十二原穴上有相应的反馈。

表2-3-3 十二经原穴表

经脉	经脉对应穴位		
手三阴经	肺经—太渊	心经—神门	心包经—大陵
手三阳经	大肠经—合谷	小肠经—腕骨	三焦经—阳池
足三阴经	脾经—太白	肾经—太溪	肝经—太冲
足三阳经	胃经—冲阳	膀胱经—京骨	胆经—丘墟

三、络穴

络穴是经脉分出处的一个穴位，在肘膝关节以下，加上躯干的任脉络穴、躯干后的督脉络穴以及躯干侧的脾之大络，合称为"十五络穴"（表2-3-4）。

表2-3-4 十五络穴表

经脉	经脉对应穴位		
手三阴经	肺经—列缺	心经—通里	心包经—内关
手三阳经	大肠经—偏历	小肠经—支正	三焦经—外关
足三阴经	脾经—公孙	肾经—大钟	肝经—蠡沟
足三阳经	胃经—丰隆	膀胱经—飞扬	胆经—光明
任脉、督脉、脾大络	任脉—鸠尾	督脉—长强	脾大络—大包

络穴能沟通表里两经，因此既可以治疗本经上的穴位，又可以治疗络脉的病症，有"一络通两经"的说法，同时在临床通常与原穴互相配合使用，合用时称"原络配穴"。

四、郄穴

郄穴是各经脉在四肢部位经气深聚的部位，多位于肘膝以下，加上阴阳跷脉、阴阳维脉各有一个郄穴，合计十六郄穴（表2-3-5）。阴经的郄穴多治疗血症，如孔最治疗咯血；阳经的郄穴多治疗急性疼痛，如梁丘治疗急性胃脘痛等。

表2-3-5　十六郄穴表

阴经	郄穴	阳经	郄穴
手太阴肺经	孔最	手阳明大肠经	温溜
手厥阴心包经	郄门	手少阳三焦经	会宗
手少阴心经	阴郄	手太阳小肠经	养老
足太阴脾经	地机	足阳明胃经	梁丘
足厥阴肝经	中都	足少阳胆经	外丘
足少阴肾经	水泉	足太阳膀胱经	金门
阴维脉	筑宾	阳维脉	阳交
阴跷脉	交信	阳跷脉	跗阳

五、募穴

脏腑之气聚集在胸腹部的腧穴称为募穴（表2-3-6）。《素问·奇病论》提出："故胆虚，气上溢而口为之苦，治之以胆募、俞。"说明募穴在治疗脏腑病中有独特疗效。

表2-3-6　脏腑募穴表

脏腑	募穴	脏腑	募穴
肺	中府	心包	膻中
肝	期门	心	巨阙
胆	日月	胃	中脘
脾	章门	三焦	石门
肾	京门	小肠	关元
大肠	天枢	膀胱	中极

《难经·六十七难》云："阳病行阴，故令募在阴。"六腑病的治疗取募穴，如胃痛取中脘，大肠病取天枢等。脏腑发生病变时，相应的募穴也会出现疼痛或者过敏等病理反应，因此在临床触诊时通过观察募穴的变化来诊断相应的脏腑疾病。根据"阳病治阴，阴病治阳"，募穴在配穴时可搭配背俞穴一起使用，更有利于调节脏腑病，称为"俞募配穴"或"前后配穴"。

六、背俞穴

背俞穴是脏腑之气输注于背腰部的腧穴（表2-3-7），主要在膀胱经第一侧线上。

表2-3-7　脏腑背俞穴表

六脏	背俞	六腑	背俞
肺	肺俞	大肠	大肠俞
肾	肾俞	膀胱	膀胱俞
肝	肝俞	胆	胆俞
心	心俞	小肠	小肠俞
脾	脾俞	胃	胃俞
心包	厥阴俞	三焦	三焦俞

背俞穴可以用于治疗五脏疾病，同时也可以用于治疗五脏相应的五官、皮肉筋骨病症，如肾俞可治疗肾病，也可以治疗耳鸣、耳聋、骨病等。

七、八脉交会穴

八脉交会穴又称为"交经八穴""流注八穴""八脉八穴"，是十二正经与奇经八脉的交点，主要分布在肘膝以下。八脉交会穴的记载首见于《针经指南》，是窦汉卿得之于山人宋子华之手，乃"少室隐者"之所传，因窦氏善用此配穴法，故又称"窦氏八会"。

奇经八脉与十二正经的八穴相互交会的关系是：公孙通过足太阴脾经入腹，与冲脉相通；内关通过手厥阴心包经起于胸中，与阴维脉相通；外关通过手少阳三焦经上肩循天髎，与阳维脉相通；临泣通过足少阳胆经过季胁，与带脉相通；申脉通过足太阳膀胱经，与阳跷脉相通；后溪通过手太阳小肠经交肩会于大椎，与督脉相通；照海通过足少阴肾经循阴股入腹达胸，与阴跷脉相通；列缺通过手太阴肺经循喉咙，与任脉相通（表2-3-8）。

表2-3-8　八脉交会穴表

经名	八穴	通八脉	会合部位
足太阴经	公孙	冲脉	胃、心、胸
手厥阴经	内关	阴维	

续表

经名	八穴	通八脉	会合部位
手少阳经	外关	阳维	目外眦、颊、颈、耳后、肩
足少阳经	足临泣	带脉	
手太阳经	后溪	督脉	目内眦、项、耳、肩胛
足太阳经	申脉	阳跷	
手太阴经	列缺	任脉	胸、肺、膈、喉咙
足少阴经	照海	阴跷	

八、下合穴

下合穴即六腑下合穴，是六腑经气合于足三阳经的6个腧穴（表2-3-9），《灵枢·本输》提出："六腑皆出足之三阳，上合于手者也。"说明六腑之气都通往下肢，在足三阳经穴上有聚集的腧穴，同时也上行手三阳，有上下相合之意。

表2-3-9　下合穴表

小肠	大肠	三焦	膀胱	胃	胆
下巨虚	上巨虚	委阳	委中	足三里	阳陵泉

九、八会穴

八会穴是脏、腑、气、血、筋、脉、骨、髓之气会聚的8个腧穴（表2-3-10），首次记载于《难经·四十五难》："腑会太仓（中脘），脏会季胁（章门），筋会阳陵泉，髓会绝骨，血会膈俞，骨会大杼，脉会太渊，气会三焦外一筋直两乳内（膻中）也"。临床中与此八者相关的病症都可以选取相应八会穴来治疗。

表2-3-10　八会穴表

脏会	腑会	气会	血会	筋会	脉会	骨会	髓会
章门	中脘	膻中	膈俞	阳陵泉	太渊	大杼	绝骨

十、交会穴

交会穴是两条或两条以上经脉相交会合的腧穴。多分数在头面、躯干部。交会穴不但能治疗本经的疾病，还能兼治所交接经脉的病症。如三阴交，是足三阴经的交汇点，除了能治疗穴位本经脾经的穴位，还能治疗肝、肾二经的疾病。

第四节　腧穴定位法

腧穴定位法又称为取穴法，是确定穴位体表定位的基本方法。腧穴的定位主要依靠体表标志，在距离标志较远的部位，则需要两标志之间折合成一定比例的尺寸，称为"骨度分寸"，这个"寸"为基本单位，可以上下左右距离取穴。

一、体表标志法

体表标志，是分布在全身体表明显的骨性或者肌性标志，分为固定标志和活动标志。

（一）固定标志

固定标志定位，利用五官、发际、乳头、肚脐、骨节凸起、凹陷和肌肉等固定标志来取穴的方法。明显的标志有：鼻尖取素髎穴，两眉中间取印堂穴，两乳头中点为膻中穴，肚脐即神阙穴等。此外，剑突、第七颈椎棘突、肩胛下角、髋底、髂后上棘都是常用的骨性标志。

（二）活动标志

活动标志定位是利用关节、肌肉、皮肤在活动时产生的皱褶、凹陷、凸起等标志来取穴的方法。如张口时下颌骨前方凹陷取听宫、听会；拇指跷起时拇长伸肌、拇短伸肌之间凹陷为阳溪穴；屈肘90°，横纹头与肱骨外上髁连线中点为曲池穴等。

二、骨度分寸定位法

骨度分寸定位法是以骨节为主要标志测量周身各部位大小、长短，并依据其尺寸比例折合长度定位以取穴的方法（表2-4-1）。取用时，以设定的骨节两端长度折合成一定等分，每一等分为一寸，无论男女老幼、高矮胖瘦，都可以用此法作为标准折合长度作为穴位定位。

表2-4-1　常用骨度分寸表

部位	起止点	折量分寸	说明
头面部	眉间到前发际正中	3	用于确定头部经穴的纵向距离
	前发际正中到后发际正中	12	
	后发际正中到第七颈椎棘突	3	
	前额两发角之间	9	用于确定头部横寸
	耳后两乳突之间	9	用于确定头后部横向距离
胸腹胁部	胸骨上窝到胸剑联合	9	用于确定胸腹部的纵向距离
	胸剑联合到脐中	8	
	脐中（神阙）到耻骨联合上缘（曲骨）	5	
	两乳头之间	8	用于确定胸腹部的横向距离
	腋窝顶点到第十一肋游离端	12	用于确定胸胁部的横向距离
背腰部	肩胛骨内缘到后正中线	3	用于确定背腰部的横向距离
上肢部	腋前、后纹头到肘横纹	9	用于手三阴三阳的骨度分寸
	肘横纹到腕掌（背）侧横纹	12	
下肢部	耻骨联合上缘到股骨内上髁上缘	18	用于确定下肢内侧三阴经的纵向距离
	胫骨内侧髁下缘到内踝尖	13	
	臀横纹到膝中	14	
	股骨大转子到膝中	19	用于确定下肢外后侧足三阳经的纵向距离
	膝中到外踝尖	16	
	外踝尖到足底	3	

三、手指同身寸定位法

手指同身寸定位法是以患者本人的手指为标准度量取穴，又称为"手指比量法"（图2-4-1），手指寸是骨度分寸的一种比拟，不能以此为准而不按骨度分寸规定。

（一）中指同身寸

中指同身寸是以指节的长度为标准，早期根据《备急千金要方》《外台秘要》所述以中指末节的长度为一寸，后以中指第二节两端横纹头之间的长短为一寸。此"同身寸"与骨度分寸相比偏长，因此只使用在小腿或者下腹部取穴。

（二）拇指同身寸

拇指同身寸即运用横向指宽作为一寸为骨度分寸，一横指大拇指为一寸，两横指（中指和次指）为一寸半，四横指为三寸。古代四横指为一扶，"扶"通"夫"，《备急千金要方》云："凡量一夫之法，覆手并舒四指，对度四指上下节横过为一夫。"即患者示指到小指并拢，通过中指近端指间关节的四指宽度为3寸，因此称为"一夫法"。

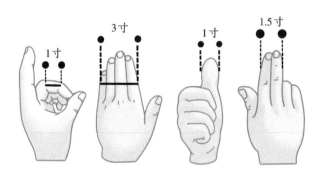

图2-4-1　手指同身寸定位法示意图

四、简便取穴法

此法是"手指同身寸定位法"或者"活动标志法"的结合灵活运用，一种通过体表标志物和动作配合的快速取穴方法。如两手打开，虎口相互交叉，示指搭带另一侧前段桡骨头附近则为列缺穴；站立状态，两手自然下垂，中指尖所指处为风市穴；折合耳郭，找到耳尖，两耳尖连线即为百会穴。简便取穴法仅供参考，准确定位以骨度标志法为准。

第一节 手太阴肺经

第三章
经络腧穴各论

一、原文

肺手太阴之脉，起于中焦，下络大肠，还循胃口，上膈属肺。从肺系，横出腋下，下循臑内，行少阴、心主之前，下肘中，循臂内上骨下廉，入寸口，上鱼，循鱼际，出大指之端。其支者，从腕后，直出次指内廉，出其端（图3-1-1）。

二、语译

手太阴肺经，起于中焦，向下联络大肠回绕胃口过膈属于肺脏，从肺系（肺与喉咙相联系的部位）横行出来，沿上臂内侧下行，行于手少阴经和手厥阴经的前面，经肘窝入寸口，沿鱼际边缘，出拇指内侧端（少商）。手腕后方支脉，从列缺处分出，走向示指内侧端。

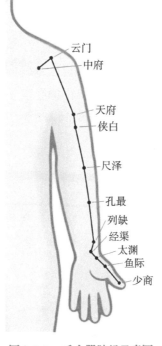

图3-1-1 手太阴肺经示意图

三、主治

主治外感、头痛、项强、咳痰、气喘等。

四、穴位歌诀

手太阴肺十一穴，中府云门天府列，次则侠白下尺泽，又次孔最与列缺，经渠太渊下鱼际，抵指少商如韭叶。

五、儿童常用腧穴

（一）尺泽（Chǐzé，LU5）

【定位】在肘横纹中，肱二头肌腱桡侧凹陷处。

【解剖】在肘关节，当肘二头肌腱之外方，肱桡肌起始部；有头静脉、桡侧副动静脉前支、桡侧返动静脉；浅层为前臂外侧皮神经，深层为桡神经。

【主治】咳嗽，气喘，咳血，胸部胀满，咽喉肿痛，小儿惊风，吐泻，肩臂疼痛。

【刺灸法】直刺0.5～1寸；或点刺出血；可灸。

（二）孔最（Kǒngzuì，LU6）

【定位】在前臂掌面桡侧，当尺泽与太渊连线上，腕横纹上7寸处。

【解剖】有肱桡肌，在旋前圆肌上端之外缘，桡侧腕长、短伸肌的内缘；有头静脉，桡动、静脉；浅层有前臂外侧皮神经，深层有桡神经浅支、正中神经。

【主治】咳嗽，气喘，咳血，头痛，咽喉肿痛，肘臂挛痛。

【刺灸法】直刺0.5～1寸；可灸。

（三）列缺（Lièquē，LU7）

【定位】在前臂桡侧缘，桡骨茎突上方，腕横纹上1.5寸，拇短伸肌腱与拇长展肌腱之间，拇长展肌腱沟的凹陷处（图3-1-2）。简便取穴法：两手虎口自然交叉，一手示指按在另一手桡骨茎突上，指尖下凹陷中是穴。

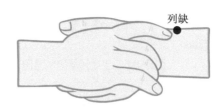

图3-1-2 列缺穴示意图

【解剖】有头静脉，桡动、静脉分支；浅层有前臂外侧皮神经和桡神经浅支，深层有桡神经浅支和正中神经肌支。

【主治】感冒，头痛，颈痛，咳嗽，气喘，咽喉肿痛，口眼㖞斜，齿痛，落枕。

【刺灸法】向上斜刺0.5～0.8寸，可灸。

（四）鱼际（Yújì，LU10）

【定位】在手拇指本节（第1掌指关节）后凹陷处，约当第1掌骨中点桡侧，赤白肉际处。

【解剖】有拇短展肌、拇对掌肌和拇短屈肌；有拇主要动脉分布；浅层有正中神经皮支、桡神经浅支，深层有正中神经肌支、尺神经肌支。

【主治】咳嗽，咳血，咽喉肿痛，声音嘶哑，发热，小儿疳积。

【刺灸法】直刺0.5～0.8寸；可灸。

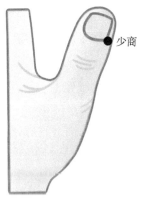

（五）少商（Shàoshāng，LU11）

【定位】在手拇指末节桡侧，距指甲角0.1寸（图3-1-3）。

【解剖】有拇主要动、静脉与第一掌背动、静脉所形成的动、静脉网；布有桡神经浅支和正中神经的指掌侧固有神经背支。

【主治】咽喉肿痛，咳嗽，中暑，鼻衄，发热，小儿惊风，昏迷，癫狂。

【刺灸法】直刺0.1寸，或点刺出血；可灸。

图3-1-3　少商穴示意图

第二节　手阳明大肠经

一、原文

大肠手阳明之脉，起于大指次指之端，循指上廉，出合谷两骨之间，上入两筋之中，循臂上廉，入肘外廉，上臑外前廉，上肩，出髃骨之前廉，上出于柱骨之会上，下入缺盆，络肺，下膈，属大肠。其支者，从缺盆上颈，贯颊，入下齿中，还出挟口，交人中，左之右，右之左，上挟鼻孔（图3-2-1）。

二、语译

手阳明大肠经，起于示指末端（商阳），沿示指内（桡）侧向上，通过一、二掌骨之间（合谷）向上进入两筋（拇长伸肌腱与拇短伸肌腱）之间的凹陷处，沿前臂前方，并肘部外侧，再沿上臂外侧前缘，上走肩端（肩髃），沿肩峰前缘向上出于颈椎（大椎），再向下入缺盆（锁骨上窝）部，联络肺脏，通过横膈，属于大肠。缺盆

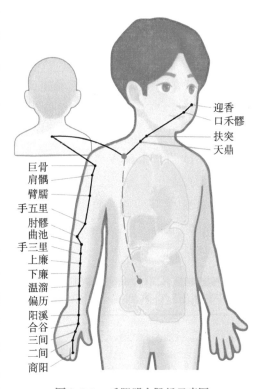

迎香
口禾髎
扶突
天鼎

巨骨
肩髃
臂臑
手五里
肘髎
曲池
手三里
上廉
下廉
温溜
偏历
阳溪
合谷
三间
二间
商阳

图3-2-1　手阳明大肠经示意图

部支脉：上走颈部，通过面颊，进入下齿龈，回绕至上唇，交叉于人中，左脉向右，右脉向左，分布在鼻孔两侧（迎香）。

三、主治

主治头面五官病证、胃肠病证、神志病证、热病及经脉循行部位的其他病证。

四、穴位歌诀

手阳明穴起商阳，二间三间合谷脏，阳溪偏历历温溜，下廉上廉三里长，曲池肘髎迎五里，臂臑肩髃巨骨起，天鼎扶突接禾髎，终以迎香二十止。

五、儿童常用腧穴

（一）商阳（Shāngyáng，LI1）

【定位】在手示指末节桡侧，指甲根角侧上方0.1寸。

【解剖】有正中神经的指掌侧固有神经之指背支与指背动脉分布。

【主治】耳聋，耳鸣，齿痛，咽喉肿痛，颌肿，手指麻木，发热，昏迷，腮腺炎。

【刺灸法】浅刺0.1寸，或点刺出血；可灸。

（二）合谷（Hégǔ，LI4）

【定位】在手背，第1、2掌骨间，当第2掌骨桡侧的中点处（图3-2-2）。

简便取穴：以一手的拇指指骨关节横纹，放在另一手拇指、示指之间的指蹼缘上，当拇指尖下是穴。

【解剖】在第1、2掌骨之间，第一骨间背侧肌中，深层有拇收肌横头；有手背静脉网，为头静脉的起部，腧穴近侧正当桡动脉从手背穿向手掌之处；布有桡神经浅支的，深层有尺神经深支。

【主治】头痛，目赤肿痛，咽喉肿痛，鼻炎，鼻衄，齿痛，牙关紧闭，口眼㖞斜，耳聋，腮腺炎，发热，腹痛，便秘。

【刺灸法】直刺0.5～1寸；可灸。

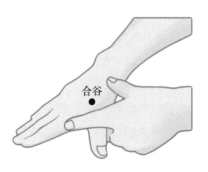

图3-2-2 合谷穴示意图

（三）曲池（Qūchí，LI11）

【定位】在肘横纹外侧端，屈肘，当尺泽与肱骨外上髁连线中点。

【解剖】桡侧腕长伸肌起始部，肱桡肌的桡侧；有桡返动脉的分支；浅层有前臂后皮神经，深层为桡神经干。

【主治】咽喉肿痛，齿痛，目赤痛，皮疹，颈肿，发热，腹痛，吐泻，癫狂，手臂疼痛。

【刺灸法】直刺1～1.5寸；可灸。

（四）臂臑（Bìnào，LI14）

【定位】在臂外侧，三角肌前缘处，当曲池与肩髃连线上，曲池上7寸处。

【解剖】在肱骨桡侧，肱三头肌外侧头的前缘；有胸肩峰动脉；浅层有臂外侧皮神经，深层有腋神经肌支。

【主治】肩臂疼痛，颈痛，颈淋巴结肿大，目疾。

【刺灸法】直刺或向上斜刺1～1.5寸；可灸。

（五）扶突（Fútū，LI18）

【定位】在胸锁乳突肌区，结喉旁，当胸锁乳突肌前、后缘中间。

【解剖】在胸锁乳突肌胸骨头间颈阔肌中；深层有颈外动脉分支和颈血管鞘；浅层分布有颈横神经，深层分布有耳大神经、枕小神经、颈横神经、锁骨上神经、面神经颈支、副神经。

【主治】咳嗽，气喘，咽喉肿痛，失音，甲状腺肿。

【刺灸法】直刺0.5～0.8寸。

（六）迎香（Yíngxiāng，LI20）

【定位】在鼻翼外缘中点旁，当鼻唇沟中间（图3-2-3）。

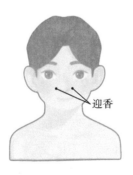

图3-2-3　迎香穴示意图

【解剖】在提上唇肌中；有面动、静脉及眶下动、静脉分支；分布有面神经颊支、颧支。

【主治】鼻塞，鼻衄，鼻炎，口㖞，面痒，面神经麻痹。

【刺灸法】斜刺或直刺0.2～0.5寸；不宜灸。

第三节 足阳明胃经

一、原文

胃足阳明之脉，起于鼻之交頞中，旁太阳之脉，下循鼻外，入上齿中，还出挟口，环唇，下交承浆，却循颐后下廉，出大迎，循颊车，上耳前，过客主人，循发际，至额颅；其支者，从大迎前，下人迎，循喉咙，入缺盆，下膈，属胃络脾。其直者，从缺盆下乳内廉，下挟脐，入气街中；其支者，起于胃口，下循腹里，下至气街中而合，以下髀关，抵伏兔，下膝髌中，下循胫外廉，下足跗，入中指内间。其支者，下廉三寸而别，下入中指外间。其支者，别跗上，入大指间，出其端（图3-3-1）。

二、语译

足阳明胃经起于鼻翼两侧（迎香）上行到鼻根部与足太阳经交会，向下沿鼻外侧进入上齿龈内，回出环绕口唇，向下交会于颏唇沟承浆处，再向后沿口腮后下方，出于下颌大迎处沿下颌角颊车，上行耳前，经上关，沿发际，到达前额（前庭）。面部支脉：从大迎前下走人迎，沿着喉咙，进入缺盆部，向下过膈，属于胃，联络脾脏。缺盆部直行的脉：经乳头，向下挟脐旁，进入少腹两侧气冲；胃下口部支脉：沿着腹里向下到气冲会合，再由此下行至髀关，直抵伏兔部，下至膝盖，沿胫骨外侧前缘，下经足跗；进入第二足趾外侧端（厉兑）；胫部支脉：从膝下三寸（足三里）处分出进入足中趾外侧；足跗部支脉：从跗上分出，进入足大趾内侧端（隐白）。

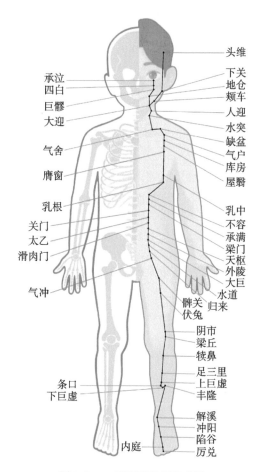

图3-3-1 足阳明胃经示意图

头维
承泣
四白
巨髎
大迎
气舍
膺窗
乳根
关门
太乙
滑肉门
气冲
下关
地仓
颊车
人迎
水突
缺盆
气户
库房
屋翳
乳中
不容
承满
梁门
天枢
外陵
大巨
水道
归来
髀关
伏兔
阴市
梁丘
犊鼻
足三里
上巨虚
丰隆
条口
下巨虚
解溪
冲阳
陷谷
厉兑
内庭

三、主治

胃肠病、头面、目鼻、口齿痛、热病、神志病及经脉循行部位的其他病证。

四、穴位歌诀

四十五穴足阳明，承泣四白居髎经，地仓大迎登颊车，下关头维对人迎，水突气舍连缺盆，气户库房屋翳寻，膺窗乳中下乳根，不容承满出梁门，关门太乙滑肉起，天枢外陵大巨里，水道归来达气街，髀关伏兔走阴市，梁丘犊鼻足三里，上巨虚连条口底，下巨虚下有丰隆，解溪冲阳陷谷同，内庭厉兑阳明穴，大指次指之端终。

五、儿童常用腧穴

（一）四白（Sìbái，ST2）

【定位】在面部，瞳孔直下，当眶下孔凹陷处。

【解剖】在眶下孔处，当眼轮匝肌和提唇肌之间；有面动、静脉分支，眶下动、静脉有面神经分支，当眶下神经处。

【主治】目赤痛痒，屈光不正，眼睑瞤动，口眼㖞斜，头痛，眩晕。

【刺灸法】直刺或斜刺0.2～0.4寸；不宜灸。

（二）地仓（Dìcāng，ST4）

【定位】在面部，口角外侧，口角旁开0.4寸。

【解剖】在口轮匝肌中，深层为颊肌；有面动、静脉分支；浅层分布有眶下神经、下颌神经的分支、核神经，深层为面神经颊支。

【主治】口㖞，流涎，口角瞤动，齿痛，面神经麻痹。

【刺灸法】斜刺或平刺0.5～1.5寸；可灸。

（三）颊车（Jiáchē，ST6）

【定位】在面颊部，下颌角前上方约1横指（中指），当咀嚼时咬肌隆起，按之凹陷处。

【解剖】在下颌角前方，有笑肌、咬肌；有面动脉；浅层分布有耳大神经分支、耳颞神经，深层分布有面神经下颌支、下颌神经咬肌支。

【主治】口㖞，齿痛，颊肿，失音，腮腺炎，面神经麻痹。

【刺灸法】直刺0.3～0.5寸，平刺1～1.5寸；可灸。

（四）水道（Shuǐdào，ST28）

【定位】在下腹部，当脐中下3寸，距前正中线2寸。

【解剖】当腹直肌及其腹直肌鞘处；有腹部前动、静脉，肋间动脉，腹壁下动、静脉；浅层分布有肋间神经前皮支，肋间神经。

【主治】腹痛，小便不利，痛经，阑尾炎，疝气。

【**刺灸法**】直刺1～1.5寸；可灸。

（五）归来（Guīlái，ST29）

【**定位**】在下腹部，当脐中下4寸，距前正中线2寸。

【**解剖**】在腹直肌外缘，有腹内斜肌，腹横肌腱膜；有腹壁浅动、静脉，腹壁下动、静脉；浅层分布有髂腹下神经，深层分布有肋下神经。

【**主治**】腹痛，疝气，月经不调，小便不利。

【**刺灸法**】直刺0.8～1.2寸；可灸。

（六）梁丘（Liángqiū，ST34）

【**定位**】屈膝，大腿前面，当髂前上棘与髌底外侧端的连线上，髌底上2寸凹陷处。

【**解剖**】在股直肌和股外侧肌之间；有股外侧静脉，旋股外侧动、静脉降支；浅层布有股前皮神经、股外侧皮神经，深层分布有股神经肌支。

【**主治**】膝关节痛，胃痛。

【**刺灸法**】直刺1～1.5寸；可灸。

（七）足三里（Zúsānlǐ，ST36）

【**定位**】在小腿前外侧，当犊鼻下3寸，犊鼻与解溪的连线上，距胫骨前缘一横指（图3-3-2）。

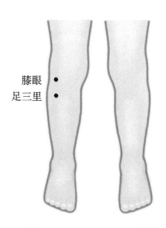

膝眼

足三里

图3-3-2　足三里穴示意图

【**解剖**】在胫骨前肌，趾长伸肌之间；有胫前动脉，胫后动、静脉；浅层为腓肠外侧皮神经，深层为腓深神经。

【**主治**】胃痛，呕吐，嗳气，腹胀，泄泻，痢疾，便秘，阑尾炎，下肢麻痹，水肿，癫狂，虚劳羸瘦。

【**刺灸法**】直刺1～2寸；可灸。

（八）上巨虚（Shàngjùxū，ST37）

【定位】在小腿前外侧，当犊鼻下6寸，距胫骨前缘一横指（中指）。

【解剖】在胫骨前肌中；有胫前动、静脉，胫后动、静脉；浅层为腓肠外侧皮神经，深层为腓深神经。

【主治】腹痛，腹胀，肠鸣，泄泻，便秘，阑尾炎，下肢痿痹。

【刺灸法】直刺1～1.5寸；可灸。

（九）下巨虚（Xiàjùxū，ST39）

【定位】在小腿前外侧，当犊鼻下9寸，犊鼻与解溪的连线上，距胫骨前缘一横指。

【解剖】在胫骨前肌与趾长伸肌之间，深层为胫长伸肌；有胫前动、静脉；浅层分布有腓浅神经分支，深层为腓深神经。

【主治】小腹痛，泄泻，痢疾，睾丸炎，下肢痿痹。

【刺灸法】直刺1～1.5寸；可灸。

（十）丰隆（Fēnglóng，ST40）

【定位】在小腿前外侧，当外踝尖上8寸，胫骨前肌的外缘，距胫骨前缘二横指。

【解剖】在趾长伸肌和胫骨后肌之间；有胫前动、静脉，腓动脉；浅层分布有腓肠外侧皮神经，深层为腓神经、胫神经。

【主治】咳嗽，哮喘，痰多，呕吐，便秘，疳积，癫狂痫，下肢痿痹。

【刺灸法】直刺1～1.5寸；可灸。

（十一）内庭（Nèitíng，ST44）

【定位】在足背，第2、3趾间，趾蹼缘后方赤白肉际处（图3-3-3）。

【主治】鼻衄，咽喉肿痛，发热，吐酸，腹痛，腹泻，痢疾，便秘，足背肿痛。

【解剖】浅层有足背内侧皮神经的趾背神经和足背静脉网。深层有趾背动、静脉。

【刺灸法】直刺0.3～0.5寸；可灸。

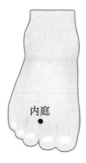

图3-3-3　内庭穴示意图

第四节　足太阴脾经

一、原文

脾足太阴之脉，起于大指之端，循指内侧白肉际，过核骨后，上内踝前廉，上腨内，循胫骨后，交出厥阴之前，上膝股内前廉，入腹，属脾络胃，上膈，挟咽，连舌本，散舌下。其支者，复从胃，别上膈，注心中（图3-4-1）。

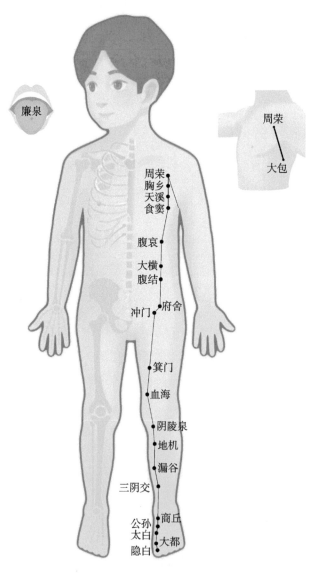

图3-4-1　足太阴脾经示意图

二、语译

起于足大趾末端（隐白），沿着大趾内侧赤白肉际，经第1跖趾关节向上行至内踝前，上行腿肚，交出足厥阴经的前面，经膝股部内侧前缘，进入腹部，属脾络胃，过膈上行，挟咽旁系舌根，散舌下。胃部支脉：过膈流注于心中。

三、主治

脾胃病，肝胆病，妇科各类血证及经脉循行部位的其他病证。

四、穴位歌诀

足太阴脾由足踇，隐白先从内侧起，大都太白继公孙，商丘直上三阴交，漏谷地机阴陵泉，血海箕门冲门前，府舍腹结大横上，腹哀食窦天溪连，胸乡周荣大包尽，二十一穴太阴全。

五、儿童常用腧穴

（一）公孙（Gōngsūn，SP4）

【定位】在足内侧缘，当第一跖骨底前下缘赤白肉际处。

【解剖】在拇展肌中；有足底内侧动、静脉的分支及足背静脉网；浅层分布有隐神经分支，深层有足底内侧神经的分支。

【主治】足痛，足肿，胃痛，呕吐，腹痛，泄泻，痢疾。

【刺灸法】直刺0.5～0.8寸；可灸。

（二）三阴交（Sānyīnjiāo，SP6）

【定位】在小腿内侧，当足内踝尖上3寸，胫骨内侧缘后方（图3-4-2）。

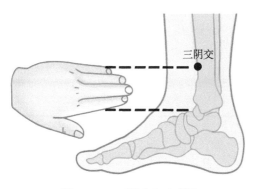

图3-4-2　三阴交穴示意图

【解剖】在胫骨后缘和比目鱼肌之间，深层有屈趾长肌；有大隐静脉，胫后动、静脉；浅层有隐神经的小腿内侧皮支，深层有胫神经。

【主治】腹胀，泄泻，肠鸣，皮疹，月经不调，遗精，遗尿，疝气，失眠，下肢痿痹。

【刺灸法】直刺0.5～1寸；可灸。

（三）阴陵泉（Yīnlíngquán，SP9）

【定位】在小腿内侧，当胫骨内侧踝后下缘与胫骨内侧缘之间的凹陷中。

【解剖】在胫骨后缘和腓肠肌之间；有大隐静脉和膝降动脉分支，膝下内侧动、静脉；分布有隐神经的小腿内侧皮支。

【主治】腹胀，泄泻，水肿，黄疸，小便不利或失禁，膝痛。

【刺灸法】直刺0.5～0.8寸；可灸。

（四）血海（Xuèhǎi，SP10）

【定位】屈膝，在大腿内侧，髌底内侧端上2寸，当股四头肌内侧头的隆起处（图3-4-3）。简便取穴法：患者屈膝，医者以左手掌心按于患者右膝髌骨上缘，第2～5指向上伸直，拇指约呈45°斜置，拇指尖下是穴。对侧取法同前。

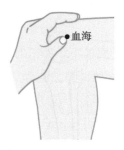

图3-4-3 血海穴示意图

【解剖】在股骨内上髁上缘，股内侧肌中间；有大隐静脉，股动、静脉肌支；浅层分布有股神经前皮支，深层有股神经肌支。

【主治】月经不调，痛经，崩漏，经闭，荨麻疹，湿疹，膝关节疼痛。

【刺灸法】直刺0.8～1寸；可灸。

第五节 手少阴心经

一、原文

心手少阴之脉，起于心中，出属心系，下膈，络小肠。其支者，从心系，上挟咽，系目系。其直者，复从心系，却上肺，下出腋下，下循臑内后廉，行太阴、心主之后，下肘内，循臂内后廉，抵掌后锐骨之端，入掌内后廉，循小指之内，出其端（图3-5-1）。

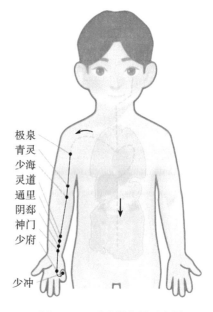

图3-5-1　手少阴心经示意图

二、语译

手少阴心经，从心中开始，属于心脏与他脏相连的纽带，向下穿过膈肌，联络小肠。它的支脉从心脏的系带部向上挟咽喉，而与眼球内连于脑的系带相联系。它的直行脉从心系上行至肺，向下出于腋下，沿上臂内侧后缘，走手太阴，手厥阴经之后，下向肘内，沿前臂内侧后缘，到掌后豌豆骨部进入掌内后边，沿小指的桡侧出于末端，接手太阳小肠经。

三、主治

心痛、心悸、怔忡、失眠、健忘、癫痫、上肢内侧后缘疼痛。

四、穴位歌诀

手少阴心起极泉，青灵少海灵道全，通里阴郄神门下，少府少冲小指边。

五、儿童常用腧穴

（一）少海（Shàohǎi，HT3）

【定位】在肘前内侧，横平肘横纹，肱骨内上髁前缘（屈肘，肘横纹内侧端与肱骨内上髁连线中点处）。

【解剖】穴下为皮肤、皮下组织、旋前圆肌、肱肌。皮肤由前臂内侧皮神经分布。在皮下组织内有贵要静脉，该静脉接受前臂正中静脉或肘正中静脉的注入。针由皮肤、皮下筋膜，在贵要静脉的前方，穿前臂深筋膜，深进旋前圆肌，继穿正中神经（或其内侧）及其深方的肱肌。

【主治】心痛，胸闷，心悸，气短，健忘，癫狂，干呕，肩臂疼痛，肘臂挛痛，胁肋疼痛，痫症，手臂麻，头颈痛，淋巴结肿大，腋臭。

【刺灸法】直刺0.5～1寸，可灸。

（二）神门（Shénmén，HT7）

【定位】位于腕部，腕掌侧横纹尺侧端，尺侧腕屈肌腱的桡侧凹陷处。

【解剖】在尺侧腕屈肌与指浅屈肌之间，深层为指深屈肌；有尺动脉通过；布有前臂内侧皮神经，尺侧为尺神经。

【主治】心悸，怔忡，心痛，心烦，失眠，健忘，腕臂疼痛，吐血，多汗。

【刺灸法】直刺0.3～0.5寸，可灸。

第六节　手太阳小肠经

一、原文

小肠手太阳之脉，起于小指之端，循手外侧上腕，出踝中，直上循臂骨下廉，出肘内侧两骨之间，上循臑外后廉，出肩解，绕肩胛，交肩上，入缺盆，络心，循咽，下膈，抵胃，属小肠。其支者，从缺盆循颈上颊，至目锐眦，却入耳中。其支者，别颊，上䪼，抵鼻，至目内眦，斜络于颧（图3-6-1）。

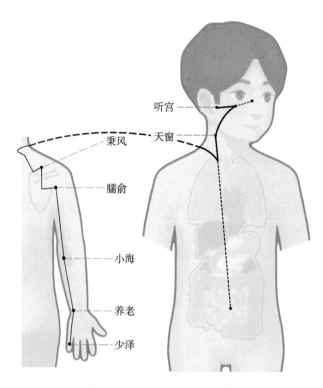

图3-6-1　手太阳小肠经示意图

二、语译

手太阳小肠经，从小指外侧末端开始，沿手掌尺侧，上向腕部，出尺骨小头部，直上沿尺骨下边，出于肘内侧当肱骨内上髁和尺骨鹰嘴之间，向上沿上臂外后侧，出肩关节部，绕肩胛，交会肩上，进入缺盆，下络于心，沿食管，通过膈肌，到胃，络属小肠。它的支脉从锁骨上行沿颈旁，上向面颊，到外眼角，向后，进入耳中。另一支脉从面颊部分出，上向颧骨，靠鼻旁到内眼角。

三、主治

头痛、目赤肿痛、咽喉肿痛、齿痛、口眼㖞斜、面肿、耳聋、耳鸣、肩胛痛，手臂疼痛无力。

四、穴位歌诀

手太阳经小肠穴，少泽先于小指末，前谷后溪腕骨间，阳谷须同养老列，支正小海上肩贞，臑俞天宗秉风合，曲垣肩外复肩中，天窗循次上天容，此经穴数一十九，还有颧髎入听宫。

五、儿童常用腧穴

（一）后溪（Hòuxī，SI3）

【定位】在手指，第5指掌关节后尺侧远端赤白肉际凹陷中。

【解剖】当小指展肌起点外缘，有指背动、静脉，手背静脉网；布有尺神经手背支。

【主治】头项强痛，腰背痛，手指及肘臂挛痛，耳聋，目赤，癫狂痫。

【刺灸法】直刺0.5～1寸，可灸。

（二）阳谷（Yánggǔ，SI5）

【定位】手腕尺侧，尺骨茎突与三角骨之间的凹陷处。

【解剖】当尺侧腕伸肌腱的尺侧缘；有腕背侧动脉；布有尺神经手背支。

【主治】头痛，眩晕，三叉神经痛，落枕，淋巴结炎，肋间神经痛，尺神经炎，尺神经麻痹，肘臂挛痛。

【刺灸法】直刺0.5～1寸，可灸。

（三）养老（Yǎnglǎo，SI6）

【定位】在前臂后侧，腕背横纹上1寸，尺骨头桡侧凹陷中。简便取穴：掌心向下，用一手指按在尺骨头的最高点上，然后手掌旋后，在手指滑入的骨缝中。

【解剖】浅层有前臂内侧皮神经、前臂后皮神经、尺神经手臂支和贵要静脉属支等。深层布有腕背动、静脉网，腕伸肌腱等。

【主治】目痛，目视不明，头痛，肩背肘臂痛，腰痛。

【刺灸法】直刺或斜刺0.5～0.8寸，可灸。

（四）天宗（Tiānzōng，SI11）

【定位】在肩胛区，肩胛冈中点与肩胛骨下角连线上1/3与下2/3交点凹陷中。

【解剖】在冈下窝中央冈下肌中；有旋肩胛动、静脉肌支；布有肩胛神经。

【主治】肩胛疼痛，背部损伤，气喘。

【刺灸法】直刺或斜刺0.5～1寸，可灸。

（五）颧髎（Quánliáo，SI18）

【定位】在面部，颧骨下缘，目外眦直下凹陷处。

【解剖】在颧骨下颌突的后下缘稍后，咬肌的起始部，颧肌中；有面横动、静脉分支；布有面神经及眶下神经。

【主治】口眼㖞斜、眼睑瞤动、牙痛、三叉神经痛。

【刺灸法】直刺或斜刺0.3～0.5寸，可灸。

（六）听宫（Tīnggōng，SI19）

【定位】在面部，耳屏正中与下颌骨髁状突之间的凹陷中。

【解剖】有颞浅动、静脉的耳前支；布有面神经及三叉神经的第3支的耳颞神经。

【主治】耳鸣，耳聋，齿痛。

【刺灸法】张口取穴，直刺0.5～1寸。可灸。

第七节 足太阳膀胱经

一、原文

膀胱足太阳之脉，起于目内眦，上额，交巅。其支者，从巅至耳上角。其直者，从巅入络脑，还出别下项，循肩髆内，挟脊，抵腰中，入循膂，络肾，属膀胱。其支者，从腰中下挟脊，贯臀，入腘中。其支者，从髆内左右，别下贯胛，挟脊内，过髀枢，循髀外从后廉，下合腘中，以下贯腨内，出外踝之后，循京骨，至小指外侧（图3-7-1）。

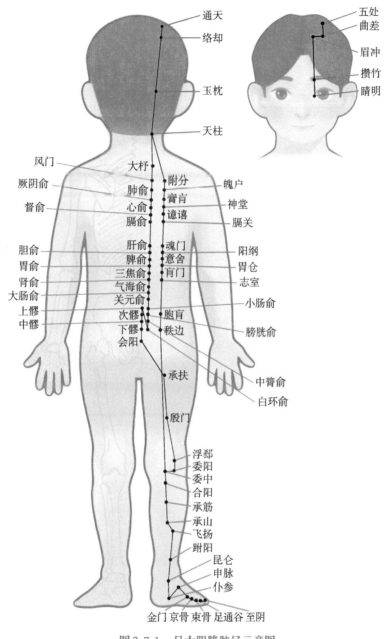

图 3-7-1 足太阳膀胱经示意图

二、语译

　　足太阳膀胱经，从内眼角开始，上行额部，交会于头顶。支脉从头顶分出到耳上角。直行主干从头顶入内络于脑，复出项部分开下行：一支沿肩胛内侧，夹脊旁，到达腰中，进入脊旁筋肉，络于肾，属于膀胱；一支从腰中分出，夹脊旁，通过臀部，进入窝中。背部另一条支脉从肩胛内侧分别下行，通过肩胛，经过髋关节部，沿大腿外侧后边下行，会合于窝中。由此向下通过腓肠肌部，出外踝后方，沿第5跖骨粗隆，到小趾的外侧。

三、主治

头痛，目痛，颈背痛，腰痛，下肢瘫痪，风湿性关节炎，小儿麻痹症后遗症，感冒，咳嗽，哮喘，鼻病，胃痛，胃下垂，腹痛，腹胀，胁痛，泄泻，痢疾，腰痛，小便不利，癃闭，遗尿，痛经，月经不调，脱肛，癫痫。

四、穴位歌诀

足太阳经六十七，睛明攒竹曲差参，眉头直上眉冲位，五处承光接通天，络却玉枕天柱边。大杼风门引肺俞，厥阴心督膈肝胆，脾胃三焦肾俞次，气大关小膀中白，上髎中髎次髎下，会阳须下尻旁取。还有附分在三行，魄户膏肓与神堂，譩譆膈关魂门旁，阳纲意舍及胃仓，肓门志室连胞肓，秩边承扶殷门穴，浮郄相邻是委阳，委中再下合阳去，承筋承山相次长。飞扬跗阳达昆仑，仆参申脉过金门，京骨束骨近通谷，小趾外侧寻至阴。

五、儿童常用腧穴

（一）睛明（Jīngmíng，BL1）

【定位】在面部，目内眦内上方眶内侧壁凹陷中。

【解剖】在眶内缘睑内侧韧带中，深部为眼内直肌；有内眦动、静脉和滑车上下动、静脉，深层上方有眼动、静脉本干；布有滑车上、下神经，深层为眼神经，上方为鼻睫神经。

【主治】目疾（此穴为眼科常用要穴，以治疗热邪导致的眼病为主）：目赤肿痛，迎风流泪，视物不明，近视，色盲，结膜炎，眼睛疲劳，视神经麻痹，急性腰痛。

【刺灸法】嘱患者闭目，医者左手轻推眼球向外侧固定，右手缓慢进针，紧靠眶缘直刺0.5～1寸，不捻转提插，出针后用棉签或棉球压针孔5分钟，以防眼眶周围出血。禁灸。

（二）攒竹（Cuánzhú，BL2）

【定位】在面部，眉头凹陷中，额切迹处。

【解剖】有额肌及皱眉肌；当额动、静脉处；布有额神经内侧支。

【主治】头痛，目视不明，目赤肿痛，眼睑瞤动，眼睑下垂，迎风流泪，面瘫，面痛，腰痛。

【刺灸法】平刺0.5～0.8寸。禁灸。

（三）通天（Tōngtiān，BL7）

【定位】在头部，前发际正中直上4寸，旁开1.5寸。

【解剖】有帽状腱膜；有颞浅动、静脉和枕动、静脉的吻合网；布有枕大神经的分支。

【主治】头痛，目眩，鼻塞，鼻出血，鼻炎。

【刺灸法】沿皮刺0.3～0.5寸。可灸。

（四）大杼（Dàzhù，BL11）

【定位】在背部，第1胸椎棘突下，后正中线旁开1.5寸。

【解剖】皮肤以下为皮下组织、斜方肌、菱形肌、上后锯肌、骶棘肌。有肋间动、静脉后支的内侧支。皮肤有第7颈神经和分布着第1、2胸神经后支的内侧皮支，深层为外侧支。

【主治】发热，头痛，咳嗽，喘息，颈痛，肩背痛，骨关节痛。

【刺灸法】斜刺0.3～0.5寸，可灸。

（五）风门（Fēngmén，BL12）

【定位】在背部，第2胸椎棘突下，后正中线旁开1.5寸。

【解剖】有斜方肌，菱形肌，上后锯肌，深层为最肌；有第2肋间动、静脉后支；布有第2、3胸神经后支的皮支，深层为第3胸神经后支外侧支。

【主治】咳嗽，发热，头痛，鼻塞多涕，颈痛，胸背痛。

【刺灸法】斜刺0.5～0.8寸，可灸。

（六）肺俞（Fèishū，BL13）

【定位】在背部，第3胸椎棘突下，后正中线旁开1.5寸。

【解剖】皮肤、皮下组织、斜方肌、菱形肌、上后锯肌、竖脊肌。浅层布有第3、4胸神经后支的内侧皮支和伴行的肋间后动、静脉背侧支的内侧皮支。深层有第3胸神经后支的肌支和第3肋间动、静脉的分支。

【主治】咳嗽，气喘，鼻塞，盗汗，皮肤瘙痒，皮疹。

【刺灸法】斜刺0.5～0.8寸，可灸。

（七）心俞（Xīnshū，BL15）

【定位】在背部，第5胸椎棘突下，后正中线旁开1.5寸。

【解剖】有斜方肌、菱形肌，深层为最长肌。有第5、6肋间动、静脉后支。布有第5、6胸神经后支的皮支，深层为第5、6胸神经后支外侧支。

【主治】心悸，心痛，失眠，健忘，梦遗，痫证，咳嗽，吐血。

【刺灸法】斜刺0.5～0.8寸，可灸。

（八）膈俞（Géshū，BL17）

【定位】在背部，第7胸椎棘突下，后正中线旁开1.5寸。

【解剖】在斜方肌下缘，有背阔肌，最长肌；布有第7肋间动、静脉后支；布有第7、8胸神经后支的皮支，深层为第7胸神经后支外侧支。

【主治】咯血，吐血，呕吐，呃逆，胃脘痛。

【刺灸法】斜刺0.5～0.8寸，可灸。

（九）肝俞（Gānshū，BL18）

【定位】在背部，第9胸椎棘突下，后正中线旁开1.5寸。

【解剖】在斜方肌下缘，有背阔肌、最长肌；布有第7、8肋间动、静脉后支；布有第9、10胸神经后支的皮支，深层为第9、10胸神经后支外侧支。

【主治】肝炎、黄疸，胁痛，脊背痛，目赤，目视不清，夜盲，吐血，癫狂痫。

【刺灸法】斜刺0.5～0.8寸，可灸。

（十）脾俞（Píshū，BL120）

【定位】在背部，第11胸椎棘突下，后正中线旁开1.5寸。

【解剖】在背阔肌，最长肌和髂肋肌之间；有第11肋间和肋下动、静脉后支；布有第11、12胸神经后支的皮支，深层为第11、12胸神经后支肌支。

【主治】腹胀，泄泻，腹痛，厌食，消化不良，水肿，黄疸，背痛。

【刺灸法】斜刺0.5～0.8寸，可灸。

（十一）胃俞（Wèishū，BL21）

【定位】在背部，第12胸椎棘突下，后正中线旁开1.5寸。

【解剖】在腰背筋膜、最长肌和髂肋肌之间；有肋下动、静脉后支；布有第12胸神经和第1腰神经后支的皮支，深层为第12胸神经和第1腰神经后支外侧支。

【主治】胃脘痛，呕吐，腹胀，肠鸣，胸胁痛。

【刺灸法】斜刺0.5～0.8寸，可灸。

（十二）肾俞（Shènshū，BL23）

【定位】在腰部，第2腰椎棘突下，后正中线旁开1.5寸。

【解剖】在腰背筋膜，最长肌和髂肋肌之间；有第2腰动、静脉后支；布有第1腰神经后支的外侧支，深层为第1腰丛。

【主治】遗精，月经不调，遗尿，小便不利，水肿，耳鸣耳聋，喘咳少气，腰背酸痛。

【刺灸法】直刺0.5～1寸；可灸。

（十三）大肠俞（Dàchángshū，BL25）

【定位】在腰部，第4腰椎棘突下，后正中线旁开1.5寸。

【解剖】在腰背筋膜，最长肌和髂肋肌之间；有第4腰动、静脉后支；布有第4、5腰神经皮支，深层为腰丛。

【主治】腰背疼痛，腹胀，泄泻，便秘。

【刺灸法】直刺0.8～1.2寸；可灸。

（十四）次髎（Cìliáo，BL32）

【定位】在骶部，第2骶后孔中。

【解剖】在臀大肌起始部；当骶外侧动、静脉后支处；布有第2骶神经后支。

【主治】月经不调，痛经，带下，疝气，遗精，腰痛，下肢痿痹。

【刺灸法】直刺0.8～1.2寸；可灸。

（十五）中髎（Zhōngliáo，BL33）

【定位】在骶部，第3骶后孔中。

【解剖】在臀大肌起始部。当骶外侧动、静脉后支处。为第3骶神经后支通过处。

【主治】月经不调，痛经，便秘，腹泻，疝气，遗精、尿失禁，腰痛，下肢痿痹。

【刺灸法】直刺0.8～1.2寸；可灸。

（十六）委中（Wěizhōng，BL40）

【定位】在膝后侧，腘横纹中点。

【解剖】在腘窝正中，有腘筋膜；皮下有股腘静脉，深层内侧为腘静脉，最深层为腘动脉；分布有股后皮神经，正当胫神经处。

【主治】腰背痛，下肢痿痹，腹痛，吐泻，小便不利，遗尿，丹毒，皮疹，皮肤湿疹、瘙痒，中风，半身不遂。

【刺灸法】直刺1～1.5寸；慎灸。

（十七）秩边（Zhìbiān，BL54）

【定位】在臀部，横平第4骶后孔，骶正中嵴旁开3寸。

【解剖】有臀大肌，在梨状肌下缘；正当臀下动、静脉；布有臀下神经及股后皮神经，外侧为坐骨神经。

【主治】腰腿痛，下肢痿痹，痔疮，便秘，脱肛，小便不利，前阴痛。

【刺灸法】直刺1.5～3寸；可灸。

（十八）申脉（Shēnmài，BL62）

【定位】在足外侧，外踝尖直下，外踝下缘与跟骨之间凹陷中。

【解剖】在腓骨长短肌腱上缘；有外踝动脉网及小隐静脉；布有腓肠神经的足背外侧皮神经分支。

【主治】头痛，眩晕，失眠，喜卧，癫狂痫，目赤痛，眼睑下垂，腰腿痛，颈痛，足外翻。

【刺灸法】直刺0.3～0.5寸；可灸。

（十九）至阴（Zhìyīn，BL67）

【定位】在足趾，小趾末节外侧，趾甲根角侧后方0.1寸。

【解剖】有趾背动脉及趾跖侧固有动脉形成的动脉网；布有趾跖侧固有神经及足背外侧皮神经。

【主治】头痛，目痛，鼻塞，鼻出血。

【刺灸法】浅刺0.1寸；可灸。

第八节　足少阴肾经

一、原文

肾足少阴之脉，起于小指之下，邪走足心，出于然骨之下，循内踝之后，别入跟中，以上腨内，出腘内廉，上股内后廉，贯脊属肾，络膀胱。其直者，从肾上贯肝、膈，入肺中，循喉咙，挟舌本。其支者，从肺出，络心，注胸中（图3-8-1）。

二、语译

足少阴肾经，从脚小趾下边开始，斜向脚底心，出于舟骨粗隆下，沿内踝之后，分支进入脚跟中；上向小腿内，出腘窝内侧，上大腿内后侧，穿过脊柱属于肾，络于膀胱。它直行的分支从肾向上，通过肝、膈，进入肺中，沿着喉咙，夹舌根旁。它的支脉从肺出来，络于心，流注于胸中。

三、主治

遗精，睾丸炎，肾炎，膀胱炎，尿道炎，痛经，月经不调，脑血管意外，头痛，耳鸣，

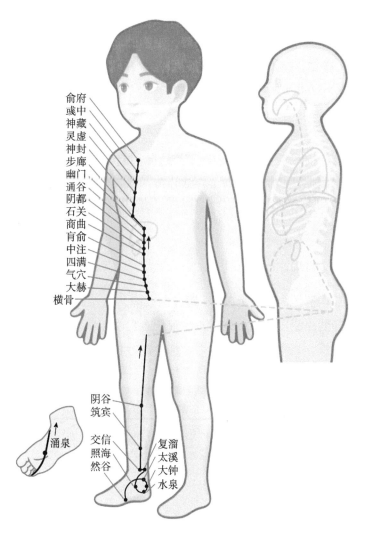

图 3-8-1 足少阴肾经示意图

耳聋，牙痛，咽喉痛。

四、穴位歌诀

足少阴肾二十七，涌泉然谷出太溪。大钟水泉连照海，复溜交信筑宾立。阴谷横骨趋大赫，气穴四满中注得。肓俞商曲石关蹲，阴都通谷幽门直。步廊神封出灵墟，神藏或中俞府毕。

五、儿童常用腧穴

（一）太溪（Tàixī，KI3）

【定位】在踝后内侧，内踝尖与跟腱之间的凹陷中。

【解剖】有胫后动、静脉；布有小腿内侧皮神经，当胫神经之经过处。

【主治】月经不调，遗精，小便频数，头痛，咽喉肿痛，齿痛，耳聋耳鸣，咳嗽，气喘，咳血，失眠，健忘，腰脊、膝关节酸痛，下肢厥冷，内踝肿痛。

【刺灸法】直刺0.5~0.8寸；可灸。

（二）照海（Zhàohǎi，KI6）

【定位】在足内踝，内踝尖下1寸，内踝下缘边际凹陷中。

【解剖】在胫骨后肌腱处；有胫后动、静脉分布；布有小腿内侧皮神经、胫神经。

【主治】月经不调，痛经，小便不利，便秘，咽痛，目赤肿痛，癫狂痫，失眠，嗜睡。

【刺灸法】直刺0.5~0.8寸；可灸。

（三）复溜（Fùliū，KI7）

【定位】在小腿后内侧，内踝尖上2寸，跟腱的前缘。

【解剖】有隐神经的小腿内侧皮支分布，在趾长屈肌、胫骨后肌处。

【主治】盗汗，多汗，腹胀，肠鸣，泄泻，水肿，下肢痿痹。

【刺灸法】直刺0.5~0.8寸；可灸。

第九节 手厥阴心包经

一、原文

心主手厥阴心包络之脉，起于胸中，出属心包络，下膈，历络三焦。其支者，循胸出胁，下腋三寸，上抵腋下，循臑内，行太阴、少阴之间，入肘中，下臂，行两筋之间，入掌中，循中指，出其端。其支者，别掌中，循小指次指出其端（图3-9-1）。

二、语译

手厥阴心包经，起于胸中，出属心包，向下通过横膈，从胸至腹依次联络上、中、下三焦。胸部支脉，沿着胸中，出于胁部，至腋下3寸处，上行抵腋窝中，沿上臂内侧，行于手太阴经和手少阴经之间，进入肘窝之中，向下行于前臂两筋（桡侧腕屈肌腱与掌

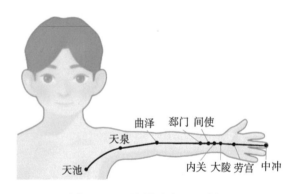

图3-9-1 手厥阴心包经示意图

长肌腱）的中间，进入掌中，沿着中指到指端。掌中支脉，从劳宫分出，沿无名指到指端。

三、主治

心烦、心悸、胸闷、躁狂。

四、穴位歌诀

心包九穴天池近，天泉曲泽郄门认，间使内关逾大陵，劳宫中冲中指尽。

五、儿童常用腧穴

（一）曲泽（Qūzé，PC3）

【定位】在肘前侧，肘横纹上，肱二头肌腱的尺侧缘凹陷中。

【解剖】浅层有肘正中静脉，前臂内侧皮神经等。深层有肱动、静脉，尺侧返动、静脉的掌侧支与尺侧下副动、静脉前支构成的动、静脉网，以及正中神经的本干。

【主治】心痛，心悸，胃痛，呕吐，泄泻，肘臂痛。

【刺灸法】直刺0.5～1寸，或者用三棱针点刺出血；可灸。

（二）内关（Nèiguān，PC6）

【定位】在前臂前侧，腕掌侧远端横纹上2寸，掌长肌腱与桡侧腕屈肌腱之间。简便取穴法：握拳，手外展，微屈腕时，呈现两肌腱。本穴在两肌腱之间。

【解剖】浅层布有前臂内侧皮神经，前臂外侧皮神经的分支，前臂正中静脉。深层布有正中神经及其伴行的动、静脉，骨间前动、静脉，骨间前神经。

【主治】心痛，心悸，胸痛，胃痛，呕吐，呃逆，失眠，癫狂痫，郁证，眩晕，中风，偏瘫，偏头痛，热病，胁痛，肘臂痛。

【刺灸法】直刺0.5～1寸；可灸。

（三）劳宫（Láogōng，PC8）

【定位】在手掌，横平第3掌指关节近端，第2，3掌骨之间偏于第3掌骨。简便取穴法：握拳屈指时，中指尖点到处，第3掌骨桡侧。

【解剖】在第2、3掌骨间，下为掌腱膜，第2蚓状肌及指浅、深屈肌腱，深层为拇指内收肌横头的起端，有骨间肌；有指掌侧总动脉；布有正中神经的指掌侧固有神经。

【主治】昏迷，中暑，心痛，烦闷，癫狂痫，口疮，口臭。

【刺灸法】直刺0.3～0.5寸；可灸。本穴为急救要穴之一。

（四）中冲（Zhōngchōng，PC9）

【定位】在手指，中指末端最高点。

【解剖】分布有正中神经的指掌侧固有神经末梢，指掌侧动、静脉的动、静脉网，为正中神经之指掌侧固有神经分布处。

【主治】中风昏迷，中暑，昏厥，小儿惊风。

【刺灸法】浅刺0.1寸；或点刺出血。可灸。本穴为急救要穴之一。

第十节　手少阳三焦经

一、原文

三焦手少阳之脉，起于小指次指之端，上出两指之间，循手表腕，出臂外两骨之间，上贯肘，循臑外上肩，而交出足少阳之后，入缺盆，布膻中，散络心包，下膈，循属三焦。其支者，从膻中，上出缺盆，上项，系耳后，直上出耳上角，以屈下颊至𬱟。其支者，从耳后入耳中，出走耳前，过客主人，前交颊，至目锐眦（图3-10-1）。

二、语译

手少阳三焦经，起于无名指末端，向上行于小指与无名指之间，沿着手背到腕部，出于前臂外侧桡骨和尺骨之间，向上通过肘尖，沿上臂外侧，上达肩部，交出足少阳胆经的后面，向上进入锁骨上窝，分布于胸中，联络心包，向下通过横膈，从胸至腹，属于上、中、下三焦。胸中支脉，从胸部向上，出于锁骨上窝，上走颈旁，联系耳后，沿耳后直上，出于耳上方，再弯曲下行至面颊，到达眼眶下部。耳部支脉，从耳后进入耳中，出走耳前，经过上关穴，与前脉交叉于面颊部，到达外眼角。

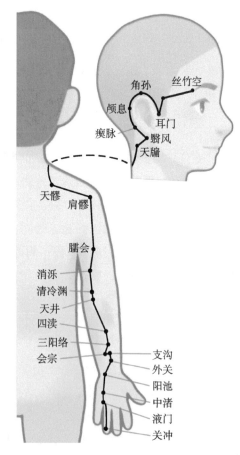

图3-10-1　手少阳三焦经示意图

三、主治

耳聋，耳鸣，咽喉肿痛，自汗，耳后、肩部、上臂、肘、前臂外侧等局部疼痛。

四、穴位歌诀

手少三焦所从经，二十二穴起关冲，液门中渚阳池历，外关支沟会宗逢，三阳络入四渎内，注于大井清冷中，消泺臑会肩髎穴，大髎大臑经翳风，瘈脉颅息角耳门，和髎上行丝竹空。

五、儿童常用腧穴

（一）中渚（Zhōngzhǔ，TE3）

【定位】在手背，第4、5掌骨间，第4掌指关节近端凹陷中。

【解剖】浅层布有尺神经的指背神经，手背静脉网的尺侧部。深层有第4掌背动脉等。

【主治】头痛，目赤，耳聋，耳鸣，咽痛，肩背肘臂酸痛，手指不能屈伸。

【刺灸法】直刺0.3～0.5寸；可灸。

（二）外关（Wàiguān，TE5）

【定位】在前臂后侧，腕背侧远端横纹上2寸，桡骨与尺骨之间。

【解剖】浅层布有前臂后皮神经，深层有骨间后动、静脉和骨间后神经。

【主治】头痛，颊痛，耳聋，耳鸣，目赤肿痛，胁肋痛，上肢痹痛。

【刺灸法】直刺0.5～1寸；可灸。

（三）支沟（Zhīgōu，TE6）

【定位】在前臂后侧，腕背侧远端横纹上3寸，尺骨与桡骨之间。简便取穴法：外关（TE5）上1寸，两骨之间。

【解剖】浅层布有前臂背侧皮神经，深层有骨间后动、静脉和骨间后神经。

【主治】耳聋，耳鸣，手臂痛，胁肋痛，落枕，便秘。

【刺灸法】直刺0.5～1寸；可灸。

（四）翳风（Yìfēng，TE17）

【定位】在颈部，耳垂后方，乳突下端前方凹陷中。

【解剖】浅层布有耳大神经，深部有颈外动脉的分支，耳后动脉，面神经等。

【主治】耳鸣，耳聋，中耳炎，面神经炎，齿痛，颊肿，呃逆。

【**刺灸法**】直刺0.8~1寸；可灸，勿直接灸。

（五）角孙（Jiǎosūn，TE20）

【**定位**】在头部，耳尖正对发际处。简便取穴法：耳郭向前对折时，耳郭上部尖端处即为耳尖，其正对发际处即为本穴。

【**解剖**】分布有耳颞神经分支，颞浅动、静脉耳前支。

【**主治**】耳部肿痛，目赤肿痛，屈光不正，齿痛，腮腺炎，颈痛，头痛。

【**刺灸法**】平刺0.3~0.5寸；可灸。

第十一节　足少阳胆经

一、原文

胆足少阳之脉，起于目锐眦，上抵头角，下耳后，循颈，行手少阳之前，至肩上，却交出手少阳之后，入缺盆；其支者，从耳后入耳中，出走耳前，至目锐眦后。其支者，别锐眦，下大迎，合于手少阳抵于䪼，下加颊车，下颈，合缺盆，以下胸中，贯膈，络肝，属胆，循胁里，出气街，绕毛际，横入髀厌中。其直者，从缺盆下腋，循胸，过季胁，下合髀厌中，以下循髀阳，出膝外廉，下外辅骨之前，直下抵绝骨之端，下出外踝之前，循足跗上，入小指次指之间。其支者，别跗上，入大指之间，循大指歧骨内，出其端，还贯爪甲，出三毛（图3-11-1）。

二、语译

足少阳胆经，起于目外眦，上头角，下耳后再返折上行到额，沿颈旁，行手少阳三焦经之前，至肩上再向后交出手

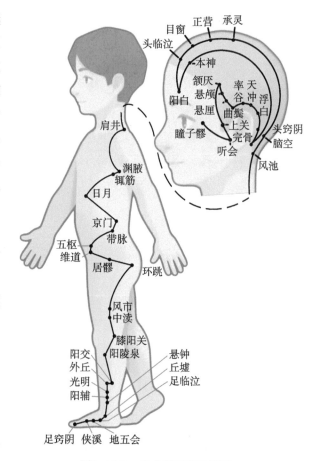

图3-11-1　足少阳胆经示意图

少阳三焦经之后，向下进入锁骨上窝。耳部支脉，从耳后进入耳中，出走耳前，达目外眦后方。外眦部支脉，从目外眦处分出，下走大迎，会合手少阳三焦经到达目眶下，下行经颊车，于颈部向下会合前脉于锁骨上窝，然后向下进入胸中，通过横膈，联络肝，属于胆，沿着胁肋内，出于少腹两侧腹股沟动脉部，绕阴部毛际，横行进入髋关节部。缺盆部直行脉，从缺盆下行腋下，沿胸侧，经过季肋，下行会合前脉于髋关节部，再向下沿着大腿外侧，出膝外侧，下行经腓骨前面，直下到达腓骨下段，下出外踝前面，沿足背部，进入第4趾外侧端。足背部支脉，从足背分出，沿第1、2跖骨之间，出于大趾端，穿过趾端，出于趾甲后的毫毛部。

三、主治

口苦，胁部疼痛，颈及锁骨上窝肿痛，腋下淋巴结肿大，关节痛。

四、穴位歌诀

足少阳经瞳子髎，四十三穴行迢迢，听会客主颔厌集，悬颅悬厘曲鬓翘。率谷天冲浮白次，窍阴完骨本神至，阳白临泣开目窗，正营承灵脑空是。风池肩井渊腋长，辄筋日月京门乡，带脉五枢维道续，居髎环跳市中渎。阳关阳陵复阳交，外丘光明阳辅高，悬钟丘墟足临泣，地五侠溪窍阴毕。

五、儿童常用腧穴

（一）阳白（Yángbái，GB14）

【定位】在头部，眉上1寸，瞳孔直上。
【解剖】布有眶上神经外侧支，眶上动、静脉外侧支。
【主治】头痛，眩晕，屈光不正，目痛，眼睑下垂，面神经炎。
【刺灸法】平刺0.3～0.5寸；可灸。

（二）头临泣（Tóulínqì，GB15）

【定位】在头部，前发际上0.5寸，瞳孔直上。
【解剖】布有眶上神经和眶上动、静脉。
【主治】头痛，迎风流泪，屈光不正，鼻塞，鼻渊，小儿惊风，癫痫。
【刺灸法】平刺0.3～0.5寸；可灸。

（三）风池（Fēngchí，GB20）

【定位】在项部，枕骨之下，胸锁乳突肌上端与斜方肌上端之间的凹陷中。

【解剖】浅层布有枕小神经，枕动、静脉的分支或属支。深层有枕大神经。

【主治】头痛，眩晕，失眠，癫痫，颈项强痛，目赤肿痛，视物不明，鼻塞，鼻渊，鼻衄，耳鸣，耳聋，中风，感冒。

【刺灸法】针尖微下，向鼻尖方向斜刺 0.5～0.8 寸，或平刺；深部中间为延髓，必须严格掌握针刺的角度与深度。可灸。

（四）阳陵泉（Yánglíngquán，GB34）

【定位】在小腿外侧，腓骨头前下方凹陷中（图 3-11-2）。

【解剖】浅层布有腓肠外侧皮神经。深层有胫前返动、静脉，膝下外侧动、静脉的分支，腓总神经的分支。

【主治】下肢乏力，膝肿痛，肩痛，胁肋痛，口苦，呕吐，黄疸，小儿惊风。

【刺灸法】直刺或斜向下刺 1～1.5 寸；可灸。

（五）足临泣（Zúlínqì，GB41）

【定位】在足背，第4、5跖骨底结合部的前方，第5趾长伸肌腱外侧凹陷中（图 3-11-3）。

【解剖】布有足背静脉网，第4趾背侧动、静脉，足底外侧神经的分支。

主治：偏头痛，目赤肿痛，眼干，月经不调，胁肋痛，足部肿痛。

【刺灸法】直刺 0.5～0.8 寸；可灸。

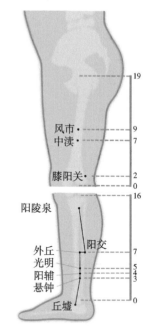

图 3-11-2　足少阳胆经下肢穴位示意图

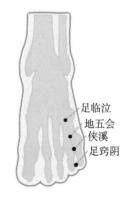

图 3-11-3　足少阳胆经足背穴位示意图

第十二节　足厥阴肝经

一、原文

肝足厥阴之脉，起于足大指丛毛之际，上循足跗上廉，去内踝一寸，上踝八寸，交出太阴之后，上腘内廉，循股阴，入毛中，环阴器，抵小腹，挟胃，属肝，络胆，上贯膈，布胁肋，循喉咙之后，上入颃颡，连目系，上出额，与督脉会于巅。其支者，从目系下颊里，环唇内。其支者，复从肝别，贯膈，上注肺（图3-12-1）。

二、语译

足厥阴肝经，起于足大趾背面毫毛部，沿着足背内侧上行，经过内踝前1寸处，向上行小腿内侧，至内踝上8寸处交出足太阴经的后面，上行腘内侧，沿着大腿内侧，进入阴毛中，环绕阴部，上达小腹，夹胃旁，属于肝，联络胆，向上通过横膈，分布于胁肋，沿着喉咙的后面，向上进入鼻咽部，连接眼后内连于脑的组织，向上出于前额，与督脉会合于巅顶。目系支脉，从目系下行颊里，环绕唇内。肝部支脉，从肝分出，通过横膈，向上流注于肺，与手太阴肺经相接。

三、主治

腰痛，胸闷，恶心呕吐，疝气，遗尿，小便不通，神志病等。

四、穴位歌诀

足厥阴经一十四，大敦行间太冲足，中封蠡沟伴中都，膝关曲泉阴包次，五里阴廉上急脉，章门才过期门至。

五、儿童常用腧穴

（一）行间（Xíngjiān，LR2）

【定位】在足背，第1、2趾间，趾蹼缘后方赤白肉际处（图3-12-2）。

【解剖】布有腓深神经的趾背神经，趾背动、静脉。

【主治】头痛，目眩，目赤肿痛，癫痫，胁痛，疝气，月经不调，痛经，小便不利，下肢内侧痛，足跗肿痛。

【刺灸法】直刺0.5～0.8寸；可灸。

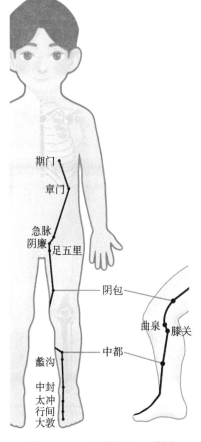

图3-12-1　足厥阴肝经示意图

（二）太冲（Tàichōng，LR3）

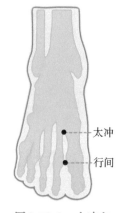

【定位】在足背，第1、2跖骨间，跖骨底结合部前方凹陷中，或触及动脉搏动。简便取穴法：从第1、2跖骨间向后推移至底部的凹陷中取穴。

【解剖】浅层布有足背静脉网，深层为腓深神经，第1趾背动、静脉。

太冲
行间

图3-12-2　太冲穴、行间穴示意图

【主治】头痛，眩晕，疝气，月经不调，癃闭，遗尿，小儿惊风，癫狂痫，胁痛，腹胀，黄疸，呕逆，咽喉干痛，目赤肿痛，足跗肿痛，下肢痿痹。

【刺灸法】直刺0.5～0.8寸；可灸。

（三）期门（Qīmén，LR14）

【定位】在前胸部，第6肋间隙，前正中线旁开4寸。

【解剖】浅层布有第6肋间神经的外侧皮支，胸腹壁静脉的属支。深层有第6肋间神经，第6肋间后动、静脉的分支或属支。

【主治】胸胁胀痛，呕吐，呃逆，反酸，腹胀，泄泻。

【刺灸法】斜刺0.5～0.8寸；可灸。

第十三节　督脉

一、原文

督脉者，起于下极之俞，并于脊里，上至风府，入属于脑（图3-13-1）。

二、语译

督脉起于小腹内，下出于会阴部，后至骶尾部之长强穴，行于脊柱的内部，上达项后风府，进入脑内，上行巅顶，循额入鼻柱。

三、主治

神志病，腰骶、项背、头部病证及相应内脏疾病。

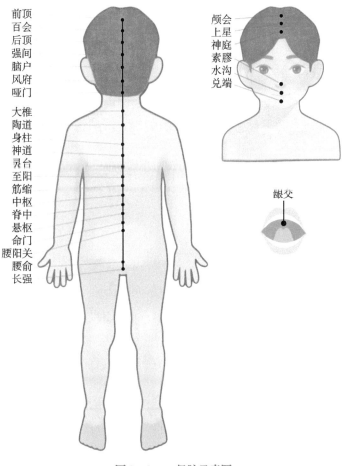

图3-13-1 督脉示意图

四、穴位歌诀

督脉行背之中行,二十八穴始长强。腰俞阳关入命门,悬枢脊中中枢长。筋缩至阳归灵台,神道身柱陶道周。大椎哑门连风府,脑户强间后顶排。百会前顶通囟会,上星神庭素髎对。水沟兑端在唇上,龈交上齿缝之内。

五、儿童常用腧穴

(一)腰阳关(Yāoyángguān,DU3)

【定位】在腰部,后正中线上,第4腰椎棘突下凹陷中。

【解剖】在腰背筋膜、棘上韧带及棘间韧带中;有腰动脉后支,棘间皮下静脉丛;布有腰神经后支的内侧支。

【主治】遗尿,尿频,小便不利,遗精,阳痿,月经不调,带下病,盆腔炎,腰脊痛,下肢痿痹，腰骶神经痛，坐骨神经痛，类风湿病，小儿麻痹症。

【刺灸法】直刺或向上斜刺0.5～1寸；可灸。

（二）命门（Mìngmén，DU4）

【定位】在腰部，后正中线上，第2腰椎棘突下凹陷中。

【解剖】在腰背筋膜、棘上韧带及棘间韧带中；有腰动脉后支及棘间皮下静脉丛；布有腰神经后支内侧支。

【主治】遗尿，尿频，小便不利，遗精，阳痿，月经不调，带下病，盆腔炎，前列腺炎，腰痛，泄泻，汗不出，小儿癫痫，胃下垂。

【刺灸法】向上斜刺0.5～1寸；可灸。

（三）身柱（Shēnzhù，DU12）

【定位】在背部，后正中线上，第3胸椎棘突下凹陷中。

【解剖】在腰背筋膜、棘上韧带及棘间韧带中；有第3肋间动脉后支，棘间皮下静脉丛；布有第3胸神经后支内侧支。

【主治】背脊强痛，喘息，身热，瘰疬，癫狂，小儿风痫，支气管哮喘，神经衰弱，癔病，癫痫。

【刺灸法】向上斜刺0.5～1寸；可灸。

（四）大椎（Dàzhuī，DU14）

【定位】在背部，后正中线上，第7胸椎棘突下凹陷中（图3-13-2）。

【解剖】在腰背筋膜、棘上韧带及棘间韧带中；有颈横动脉分支，棘间皮下静脉丛；布有第8颈神经后支内侧支。

【主治】外感风热病，风疹，疟疾，咳喘，气喘，感冒，荨麻疹。头项强痛，肩背痛，癫狂病，小儿惊风，颈背肌肉痉挛，颈椎病，落枕，小儿麻痹症后遗症，小儿舞蹈症。

【刺灸法】直刺或向上斜刺0.5～1寸；可灸，可点刺放血。

（五）百会（Bǎihuì，DU20）

【定位】在头部，当前发际正中直上5寸，或两耳尖连线的中点处。

【解剖】在帽状腱膜中；有左右颞浅动、静脉及左右枕动、静脉吻合网；布有枕大神经及额神经分支。

【主治】眩晕，头胀头痛，健忘，高血压，梅尼埃病，痴呆，脑供血不足，脱肛，泄泻，喘息，

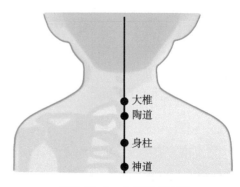

图3-13-2　大椎穴示意图

内脏下垂，休克，角弓反张，瘛疭，癫狂，痫证，癔病，不寐，精神分裂症，中风后偏瘫、不语。

【刺灸法】平刺0.5～0.8寸；可灸。

（六）上星（Shàngxīng，DU23）

【定位】在头部，当前发际正中直上1寸。

【解剖】在左右额肌交界处；有额动、静脉分支，颞浅动、静脉分支；有额神经分支。

【主治】头痛，眩晕，目赤肿痛，迎风流泪，鼻出血，鼻窦炎，疟疾，癫狂痫。

【刺灸法】平刺0.5～0.8寸；可灸。

（七）水沟（Shuǐgōu，DU26）

【定位】在面部，当人中沟的上1/3与中1/3交点处。

【解剖】在口轮匝肌中；有上唇动、静脉；布有眶下神经支及面神经颊支。

【主治】中风，昏迷，晕厥，抽搐，中暑，牙关紧闭，虚脱，休克，口㖞，唇肿，齿痛，鼻塞，面神经炎，面瘫，闪挫腰痛，腰脊强痛，癫狂痫，小儿惊风，癔病，精神分裂症，晕车，晕船。

【刺灸法】向上斜刺0.3～0.5寸。或用指甲按切，不灸。

第十四节　任脉

一、原文

任脉者，起于中极之下，以上毛际，循腹里，上关元，至咽喉，上颐，循面，入目。

二、语译

任脉起于中极之下的会阴，向上至阴毛处，沿腹部正中线至关元，向上至咽喉部（天突穴），到达下颌、口旁，沿面部进入目下。

三、主治

下腹部病症，男女生殖器官及咽喉部病变。

四、穴位歌诀

任脉三八起会阴，曲骨中极关元锐，石门气海阴交仍，神阙水分下脘配。建里中上脘相连，巨阙鸠尾蔽骨下，中庭膻中慕玉堂，紫宫华盖璇玑夜，天突结喉是廉泉，唇下宛宛承浆舍。

五、儿童常用腧穴

（一）中极（Zhōngjí，RN3）

【定位】在下腹部，前正中线上，当脐中下4寸。

【解剖】腹横筋膜中；有腹壁浅动、静脉分支；布有髂腹下神经的前皮支和髂腹下神经的分支。

【主治】遗精，阳痿，崩漏，月经不调，闭经，痛经，带下病，阴痒，遗尿，癃闭，小便不利，下腹痛，疝气、水肿，肾炎，膀胱炎，盆腔炎。

【刺灸法】直刺0.5～1寸。排针刺中极穴前需先排尿后进行，以免刺伤膀胱；可灸。

（二）关元（Guānyuán，RN4）

【定位】在下腹部，前正中线上，当脐中下3寸。

【解剖】腹横筋膜中；有腹壁浅动、静脉分支；布有第12胸神经前支的分支。

【主治】下腹痛，霍乱吐泻；肠炎，肠粘连，尿频尿闭，白浊，疝气，带下病，月经病，痛经，遗精，阳痿，早泄，尿道炎，盆腔炎，脱证，虚劳，冷惫，羸弱、眩晕，下消，神经衰弱，小儿单纯性消化不良。附：本穴有强壮作用，为保健要穴。

【刺灸法】直刺0.5～1寸，针刺前需排尿；可灸。

（三）神阙（Shénquè，RN8）

【定位】在腹中部。脐中央。

【解剖】腹壁膜中；有腹壁脐周静脉网；布有第10胸神经前支的分支。

【主治】绕脐痛，腹胀，泄泻，水肿膨胀，肠炎，痢疾，虚脱，脱肛，尿潴留，荨麻疹。

【刺灸法】禁刺；宜灸。

（四）中脘（Zhōngwǎn，RN12）

【定位】在上腹部，前正中线上，当脐中上4寸。

【解剖】腹横筋膜中；有腹壁浅静脉属支；布有第8胸神经前支的分支。

【主治】胃痛，腹痛，腹胀，反胃，呕吐，完谷不化，肠鸣、便秘，便血，胃炎，胃溃疡，胃扩张，胃下垂，胃痉挛。

【刺灸法】直刺0.8~1寸，可灸。

（五）天突（Tiānntū，RN22）

【定位】在颈部，当前正中线上，胸骨上窝中央。

【解剖】左右胸骨甲状肌中；有静动脉弓、左颈总动脉、主动脉弓和头臂静脉。布有锁骨上内侧神经。

【主治】咳嗽，哮喘，胸痛，咯血，喉痒咽干，咽喉肿痛，暴喑，噎膈，梅核气，支气管炎，支气管哮喘，喉炎，扁桃体炎。

【刺灸法】先直刺0.2寸，当针尖超过胸骨柄内缘后，向下沿胸骨柄后缘、气管前缘缓慢向下刺入0.5~1寸；不宜垂直深刺，也不宜左右横刺，以免伤及大血管和肺尖；可灸。

（六）承浆（Chéngjiāng，RN24）

【定位】在面部，颏唇沟的正中凹陷处。

【解剖】口轮匝肌中；有颏动、静脉；布于颏神经。

【主治】口喁，面肿，齿痛，龈肿，齿衄，口疮，流涎，面瘫，齿神经痛，癫狂痫，癔症性失语，糖尿病。

【刺灸法】斜刺0.3~0.5寸；可灸。

第十五节　冲脉

一、原文

冲脉任脉者，皆起于胞中，上循脊里，为经络之海。其浮而外者，循腹上行，会于咽喉，别而络口唇。

二、语译

冲脉起于小腹内，下出于会阴部，向上行于脊柱之内，其外行者经气冲与足少阴经交会，沿着腹部两侧，上达咽喉，环绕口唇。

三、主治

腹痛，腹泻，月经不调。

四、穴位歌诀

冲脉侠脐起横骨，大气四注肓俞同，商石阴通幽门穴，至胸散布任流行。

第十六节 带脉

一、原文

带脉者，起于季胁，回身一周。

二、语译

带脉起于季胁部的下面，横行绕身一周。

三、主治

腹满，肥胖，月经不调。

四、穴位歌诀

带起少阳带脉穴，绕行五枢维道间，京门之下居髎上，周回季胁束带然。

第十七节 阴维脉

一、原文

阴维之脉，起于足少阴经内踝上行筑宾之穴，循腹至乳上结喉，至廉泉穴，维络诸阴，会于任脉也（图3-17-1）。

二、语译

阴维脉起于小腿内侧，沿大腿内侧上行到腹部，与足太阴经相合过胸部，与任脉会合

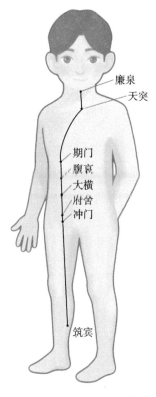

图 3-17-1　阴维脉示意图

于面部。

三、主治

心痛，抑郁，睡眠障碍，吞咽障碍。

四、穴位歌诀

阴维之穴起筑宾，府舍大横腹哀循，期门天突廉舌本，此是阴维脉维阴。

第十八节　阳维脉

一、原文

阳维之脉，起于足太阳经外踝之下金门穴也，从胻骨、背外、肩胛、项旁、面上、头后至哑门穴，维络诸阳会于督脉也（图3-18-1）。

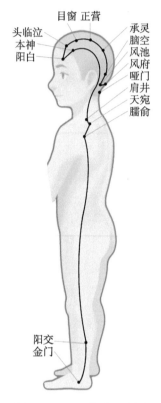

图3-18-1　阳维脉示意图

二、语译

阳维脉起于足跟外侧，向上经过外踝，沿足少阳经上行髋关节部，经胁肋后侧，从腋后上肩，至前额，再到项后，合于督脉。

三、主治

小儿脑瘫，腰痛。

四、穴位歌诀

阳维脉起穴金门，臑俞天髎肩井深，本神阳白并临泣，正营脑空风池巡，风府哑门此二穴，项后入发是其根。

第十九节 阴跷脉

一、原文

阴跷之脉，亦起于跟中，由少阴别脉然谷之穴，上内联踝，循阴股，入胸腹，上至咽喉、睛明穴，亦会于太阳也（图3-19-1）。

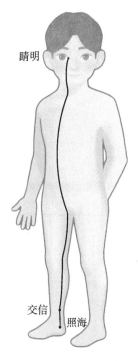

图3-19-1 阴跷脉示意图

二、语译

阴跷脉起于足舟骨后方，上行的内踝上，直上沿大腿内侧，经阴部，上行沿胸部内侧，进入锁骨上窝，进颧部到目内眦，与足太阴经和阳跷脉相会合。

三、主治

睡眠障碍，小便不利，下肢痉挛拘急。

四、穴位歌诀

阴跷起于然谷穴，上行照海交信列，三穴原本足少阴，足之太阳睛明接。

第二十节　阳跷脉

一、原文

跷脉者，少阳之别，起于然谷之后，上内踝之上，直上循阴股，入阴，上循胸里，入缺盆，上出人迎之前，入頄属目内眦，合于太阳、阳跷而上行，气并相还，入风池（图3-20-1）。

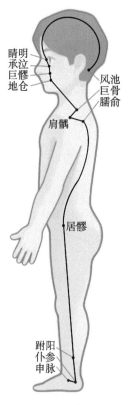

睛明
承泣
巨髎
地仓

风池
巨骨
臑俞

肩髃

居髎

跗阳
仆参
申脉

图3-20-1　阳跷脉示意图

二、语译

阳跷脉起于足跟外侧，经外踝上行腓骨后缘，沿股部外侧和胁后上肩，过颈上挟口角，入目内眦，与阴跷脉相合，再沿足太阳经上额，与足少阳经合于风池。

三、主治

睡眠障碍，腰痛，下肢痉挛拘急。

四、穴位歌诀

阳跷脉起于跟中，上合三阳外踝行，从胁循肩入颈顺，属目内眦太阳经。

第二十一节　经外奇穴

（一）四神聪（Sìshéncōng，EX-HN1）

【定位】在头顶部，百会前后左右各1寸，共4穴。

【解剖】在帽状腱膜中；有枕动、静脉、颞浅动、静脉顶支和眶上动、静脉的吻合网；布有枕大神经、耳颞神经及眶上神经分支。

【主治】头痛，眩晕，失眠，健忘，癫狂，痫证，偏瘫，脑积水，大脑发育不全。

【刺灸法】平刺0.5~0.8寸；囟门未闭者禁针；可灸。

（二）鱼腰（Yúyāo，EX-HN4）

【定位】在额部，瞳孔直上，眉毛中。

【解剖】在眼轮匝肌中；有额动、静脉外侧支；布有眶上神经、面神经的分支。

【主治】目赤肿痛，屈光不正，眼睑瞤动，眼睑下垂。

【刺灸法】平刺0.3~0.5寸；禁灸。

（三）太阳（Tàiyáng，EX-HN5）

【定位】在颞部，眉梢与目外眦之间，向后约一横指的凹陷处（图3-21-1）。

【解剖】在颞筋膜及颞肌中；有颞浅动、静脉；布有三叉神经第2、3支分支，面神经颞支。

【主治】偏头痛，目赤肿痛，目涩，牙痛。

【刺灸法】直刺或斜刺0.3~0.5寸；或用三棱针点刺出血；禁灸。

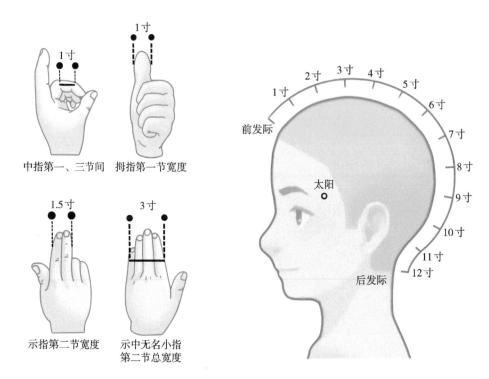

图3-21-1　太阳穴示意图

中指第一、三节间　　拇指第一节宽度

示指第二节宽度　　　示中无名小指
　　　　　　　　　　第二节总宽度

（四）耳尖（Ěrjiān，EX-HN6）

【定位】在耳郭的上方，折耳向前，耳郭上方的尖端处。

【解剖】有耳后动、静脉；布有耳颞神经。

【主治】目赤肿痛，头痛，咽喉炎，睑腺炎。

【刺灸法】直刺或斜刺0.1～0.2寸；或用三棱针点刺出血；可灸。

（五）上迎香（Shàngyíngxiāng，EX-HN8）

【定位】在面部，鼻翼软骨与鼻甲的交界处，近鼻唇沟上端处。

【解剖】在上唇方肌中；有面动、静脉之支；布有筛前神经、眶下神经分支及滑车下神经。

【主治】头痛，鼻塞，迎风流泪。

【刺灸法】向内上方斜刺0.3～0.5寸；可灸。

（六）定喘（dìngchuǎn，EX-B1）

【定位】在背部，横平第7颈椎棘突下，后正中线旁开0.5寸。

【解剖】在斜方肌、菱形肌、上后锯肌、头夹肌、头半棘肌中，穴区浅层有颈神经后支的皮支分布；深层有颈神经后支的肌支、副神经和颈横动脉、颈深动脉分布。

【主治】哮喘，咳嗽，肩背痛，落枕。

【刺灸法】直刺0.5~0.8寸；可灸。

（七）外劳宫（Wàiláogōng，EX-UE8）

【定位】左手背侧，当第2、3掌骨间，掌指关节后0.5寸凹陷中（图3-21-2）。
【解剖】在第2骨间背侧肌中，穴区有桡神经浅支的指背神经、手背静脉网和掌背动脉。
【主治】落枕，手臂肿痛，新生儿破伤风。
【刺灸法】直刺0.5~0.8寸；可灸。

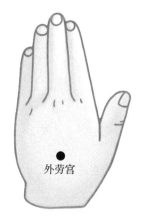

图3-21-2 外劳宫穴示意图

（八）四缝（Sìfèng，EX-UE10）

【定位】在手指，第2~5指掌侧，近端指关节的中央，一手4穴，左右共8穴。
【解剖】在指深屈肌腱中，穴区浅层有掌侧固有神经和指掌侧固有动脉分布；深层有正中神经肌支（桡侧两个半手指）和尺神经肌支（尺侧一个半手指）分布。
【主治】小儿疳积，百日咳。
【刺灸法】点刺出血或挤出少许黄色透明黏液。

（九）十宣（Shíxuān，EX-UE11）

【定位】在手十指尖端，距指甲游离缘0.1寸，左右共10穴。
【解剖】有指掌侧固有神经（桡侧3个半手指由正中神经发出，尺侧1个半手指由尺神经发出）和掌侧固有动脉分布。
【主治】昏迷，癫痫，高热，咽喉肿痛。
【刺灸法】浅刺0.1~0.2寸，或点刺出血。

第二部分　刺法灸法

第四章
毫针刺法

第一节 刺法概论

一、刺法的起源

据考古史料记载，我国的原始人类——元谋猿人，他们凭着一些打制的简陋石器和原始群团的活动，在与自然界和猛兽的长期斗争中，求得了生存，逐步积累了一些治病知识。"北京人"（"中国猿人北京种"之俗称）已会制作具有棱角的石片；"河套人"时代，人类已学会把石片加工成尖状或斧状的工具，为后来用砭石治病提供了条件。"山顶洞人"时代，人类已学会制作较为精细的石器和骨器，如制作带孔的骨针，针术亦随之萌芽，即从类人猿进化为人类时，针法也就随之开始产生了。

随着石器的出现，以尖锐的石器进行治病的方法也出现了，这种石器称为砭石，砭石起源于新石器时代，最初是用来划破痈肿、排脓、放血的工具，后来用途逐渐拓展，砭石的形状亦渐趋多样化，或者有锋，或者有刃，故又称针石或镵石。

在新石器时代遗址中，发现了不少各种形式的骨针，有的一端有尖，另一端无尖，有的两端都磨尖。这样的骨针，很可能被当作医用工具。从古代"箴"字的字形推求，伏羲、神农、黄帝、尧、舜等时期，石器和骨器的制作更加精细，针刺也日趋多样化。到青铜器时代，青铜针、金属针已广泛使用。《黄帝内经》中记述的"九针"就是萌芽于这个时期。但由于当时生产力的限制，出现九针之后，大多还沿用原有的石针。《素问·异法方宜论》载："九针者，亦从南方来"，似指我国南方地区多从事金属针具的制造，反映出当时已有各种针具，所以《黄帝内经》中九针与砭石并提。春秋时代出现了铁器，冶铁术又有了进一步的发展与提高，战国到秦汉时期，砭石才逐渐被九针取代。

针刺的工具由"制砭石大小"的砭石发展到九针，标志着针法的形成，在《黄帝内经》中多篇涉及九针的应用及其所形成的理论。九针各有其不同的形状、用途、治疗范围和操作方法。随着针灸事业的发展，针刺器具和针刺方法不断改进和提高，现代有学者在古代九针的基础上发明了"新九针"。

二、刺法的发展

刺法的发展和针具分不开，砭石刺病的方法是针刺疗法的前身。但是真正为刺法起到奠基作用的是《黄帝内经》，在漫长的岁月中，从砭石发展到金属针具，在材质上从青铜针发展到金、银针以及其后的铁制针具，促进了刺法的改进、创新。

《黄帝内经》"九针"的出现，大大丰富了操作技法。在刺法方面提到九刺、十二刺和五刺等；在补泻手法方面提到徐疾、呼吸、捻转、迎随、提插和开阖补泻等，为后世的针刺方法奠定了基础。继而，《难经》又有所阐发，并强调指出了针刺时双手协作的重要性，对后世影响极大。晋唐至宋代在针刺手法方面一直是阐述《黄帝内经》《难经》之说，到了金元时期又提出了子午流注按时取穴的时间针法学说。窦汉卿的《针经指南》创造了"针刺十四法"，大部分至今仍有实用价值。明代陈会的《神应经》提出了"催气手法"，现仍适用于临床。徐凤的《金针赋》又提出了一整套的复式手法，对"烧山火""透天凉"也作了系统论述。其后，高武的《针灸聚英》、汪机的《针灸问对》记载的针刺手法，都是在《金针赋》基础上发挥撰成。杨继洲的《针灸大成》又采集明代以前有关针灸手法的精华，提出"刺有大小"，有"大补""大泻""平补""平泻""下针十二法"和"八法"，临床上较为多用。清代中叶以后，针灸医学渐趋衰落，针刺手法亦无进展。

20世纪50年代后，针刺手法的研究步入了一个新的时期，学者们从文献考察到临床观察，从实验研究到规律性的探索均做了大量工作。目前传统针灸学越来越受到重视，因其与针刺疗效有直接关系，对阐明经络理论和针麻原理有所裨益。此外，针法在与物理疗法、药物注射等法结合后，也获得了新的发展。应用较广泛的有针刺与电相结合的电针、电热针、穴位电兴奋、微波针灸；与光相结合的红外线照射、激光针；与声相结合的声波电针；与磁相结合的磁疗仪、电磁针；另外还有穴位注射、穴位埋线、结扎、割治等。一些以一定部位为选穴范围的针法也有所发展，应用较广泛的有耳针、头针、腕踝针，其他如面针、鼻针、手针等。这些方法不仅扩大了针刺治疗的范围，而且推动了针灸医学的发展。

第二节　刺法的操作流程

一、选择针具

选择针具，应根据患者的性别、年龄肥瘦、体质、病情、病位及所取腧穴，选取长短、粗细适宜的针具。《灵枢·官针》篇说"九针之宜，各有所为，长短大小，各有所施也。"如男性、体壮、形肥且病位较深者，可选取稍粗稍长的毫针。反之若为女性、体弱、形瘦而病位较浅者，则应选用较短、较细的针具，临床上选针常以将针刺入腧穴应至之深度，而针身还应露在皮肤上少许为宜。

二、选择体位

为患者在治疗中有较为舒适而又能耐久的体位，便于取穴、操作，又能适当留针，在针刺时必须选择好体位。临床常用的有仰靠坐位、俯伏坐位，仰卧位，侧卧位等。对于初诊、精神紧张患者，应采取卧位以防晕针。

三、消毒

包括针具消毒、腧穴部位的消毒和医者手指的消毒。

四、进针方法

（一）进针法

在针刺时，一般将医者持针操作的手称为"刺手"，通常为右手。将按压所刺部位或辅助针身的手称为"押手"，通常为左手。具体方法有以下4种。

1.爪切进针法又称指切进针法，用左手拇指或示指端切按在腧穴位置旁，右手持针，紧靠左手指甲面将针刺入。此法适宜于短针的进针。

2.夹持进针法用左手拇、示二指持捏消毒干棉球，夹住针身下端，将针尖固定在腧穴表面，右手捻动针柄，将针刺入腧穴，此法适用于长针的进针。

3.舒张进针法用左手拇、示二指将所刺腧穴部位的皮肤向两侧撑开，使皮肤绷紧，右手持针，使针从左手拇、示二指的中间刺入。此法主要用于皮肤松弛部位的腧穴。

4.提捏进针法用左手拇、示二指将针刺部位的皮肤捏起，右手持针，从捏起的上端将针刺入。此法主要用于皮肉浅薄部位的进针，如印堂等。

（二）针刺的角度和深度

在针刺过程中，掌握正确的针刺角度，方向和深度，是增强针感，提高疗效，防止意外事故发生的重要环节。同一腧穴，由于针刺角度、方向、深度的不同，所产生的针感强弱、方向和疗效常有明显差异。

1.角度　指进针时的针身与皮肤表面所形成的夹角。它是根据腧穴所在位置和医者针刺时所要达到的目的结合而定，一般有：

（1）直刺：针身与皮肤表面呈90°角左右垂直刺入。此法适于大部分腧穴。

（2）斜刺：针身与皮肤表面呈45°角左右倾斜刺入。此法适用于肌肉较浅薄处或内在重要脏器或不宜于直刺、深刺的穴位。

（3）平刺：即横刺、沿皮刺。是针身与皮肤表面呈15°角左右沿皮刺入。此法适于皮薄肉少的部位，如头部的腧穴等。

2.深度 指针身刺入人体内的深浅程度。每个腧穴的针刺深度，在腧穴各论中已有详述，在此仅根据下列情况作介绍。

（1）体质：身体瘦弱浅刺，身强体肥者深刺。

（2）年龄：小儿娇嫩之体宜浅刺；体壮者宜深刺。

（3）病情：阳证、新病宜浅刺；阴证、久病宜深刺。

（4）部位：头面和胸背及皮薄肉少处宜浅刺，四肢、臀、腹及肌肉丰满处宜深刺。

针刺的角度和深度关系极为密切，一般来说，深刺多用直刺；浅刺多用斜刺或平刺。对天突、哑门、风府等穴及眼区，胸背和重要脏器如心、肝、肺等部位的腧穴，尤其要注意掌握好针刺角度和深度。

五、行针手法

行针也叫运针，是指将针刺入腧穴后，为了使之得气而施行的各种刺针手法。得气也称针感，是指将针刺入腧穴后所产生的经气感应。当产生得气时，医者会感到针下有徐和或沉紧的感觉，同时患者也会在针下有相应的酸、麻、胀、重感，甚或沿着一定部位，向一定方向扩散传导的感觉。若没有得气，则医者感到针下空虚无物，患者亦无酸、胀、麻、重等感觉。正如窦汉卿在《标幽赋》中所说：轻滑慢而示来，沉涩紧而已至……气之至也，如鱼吞钩饵之浮沉；气未至也，如闲处幽堂之深邃。

得气与否及气至的迟速，不仅直接关系到疗效，而且可以供以窥测疾病的预后。《灵枢·九针十二原》载："刺之而气不至，无问其数；刺之而气至，乃去之……刺之要，气至而有效。"这充分说明了得气的重要意义。临床上一般是得气迅速时，疗效较好；得气较慢时效果就差；若不得气，则可能无效。《金针赋》也说道"气速效速，气迟效迟"。因此，临床上若刺之而不得气时，就要分析原因，或因取穴不准，手法运用不当，或为针刺角度有误。

若深浅失度，此时就要重新调整针刺部位、角度、深度，运用必要的手法，再次行针，一般即可得气。如患者病久体虚，以致经气不足，或因其他病理因素致局部感觉迟钝而不易得气时，可采用行针推气，或留针候气，或用温针，或加艾灸，以助经气的来复，易促使得气，或因治疗，经气逐步得到恢复，则可迅速得气。若用上法而仍不得气者，多为脏腑经络之气虚衰已极。对此，当考虑配合或改用其他疗法。

行针手法分为基本手法和辅助手法两类。

（一）基本手法

1.提插法 是将针刺入腧穴的一定深度后，使针在穴内进行上、下进退的操作方法。把针从浅层向下刺入深层为插；由深层向上退到浅层为提。

2.捻转法　是将针刺入腧穴一定深度后，以右手拇指和中、示二指持住针柄，进行一前一后来回旋转捻动的操作方法。

以上两种手法，既可单独应用，也可相互配合运用，可根据情况灵活运用。

（二）辅助手法

是针刺时用以辅助行针的操作方法，常用的有以下几种。

1.循法是以左手或右手沿经脉的循行部位，进行徐和的循按或循摄的方法。此法在未得气时用之可通气活血，有行气、催气之功，若针下过于沉紧时，用之可宜散气血，使针下徐和。

2.刮柄法是将针刺入一定深度后，用拇指或示指的指腹抵住针尾，用拇指、示指或中指爪甲，由下而上地频频刮动针柄的方法。此法在不得气时，用之可激发经气，促使得气。

3.弹针法是将针刺入腧穴后，以手指轻轻弹针柄，使针身产生轻微的震动，而使经气速行。

4.搓柄法是将针刺入后，以右手拇、示、中指持针柄单向捻转，如搓线状，每次搓2～3周或3～5周，但搓时应与提插法同时配合使用，以免针身缠绕肌肉纤维。此法有行气、催气和补虚泻实的作用。

5.摇柄法是将针刺入后，手持针柄进行摇动，如摇橹或摇辘轳之状，可起行气作用。

6.震颤法是将针刺入后，左手持针柄，用小幅度、快频度的提插捻转动作。使针身产生轻微的震颤，以促使得气或增强祛邪、扶正的作用。

六、催气法、守气法、行气法

催气法是通过各种手法使经气速至的方法，如刮动针柄、弹摇针身、沿经循摄等方法；守气法通过各种手法维持得气的针感，使针感持久；行气法是针刺得气后，使针感循经而行，到达病所的治疗方法。

七、补泻手法

补泻手法是针刺治病的一个重要环节，也是毫针刺法的核心内容。

补法是泛指能鼓舞人体正气，使低下的功能恢复旺盛的方法。泻法是泛指能疏泄病邪、使亢进的功能恢复正常的方法。针刺补泻就是通过针刺腧穴，采用适当的手法激发经气以补益正气，疏泄病邪而调节人体脏腑经络功能，促使阴阳平衡而恢复健康。补泻效果的产生主要取决于以下3个方面。

（一）功能状态

当机体处于虚惫状态而呈虚证时，针刺可以起到补虚的作用。若机体处于邪盛而呈实热、闭证的实证情况下，针刺又可以泻邪，而起清热启闭的泻实作用。如胃肠痉挛疼痛时，针刺可以止痉而使疼痛缓解。胃肠蠕动缓慢而呈弛缓时，针刺可以增强肠胃蠕动而使其功能恢复正常。

（二）腧穴特性

腧穴的功能不仅具有普遍性，而且有些腧穴具有相对特性，如有的适于补虚，如足三里、关元等；有的适宜泻实如十宣、少商等。

（三）针刺手法

是促使人体内在因素转化的条件，是实现补虚泻实的重要环节。

八、留针

进针后，将针置穴内不动，以加强针感和针刺的持续作用，留针与否和留针时间的长短依病情而定。一般病症，只要针下得气，施术完毕后即可出针或酌留10～20分钟。但对一些慢性、顽固性、疼痛性、痉挛性病证，可适当增加留针时间，并在留针中间间歇行针，以增强疗效。留针还可起到候气的作用。

九、出针

以左手拇、示指按住针孔周围皮肤，右手持针轻微捻转并慢慢提至皮下，然后迅速拔出并用干棉球按压针孔防止出血，最后检查针数，防止遗漏。

第三节　刺法的异常情况处理及预防

一、晕针

1.**原因**　患者精神紧张、体质虚弱、饥饿疲劳、大汗大泄大出血后，或体位不当，或医者手法过重而致脑部暂时缺血。

2.**症状**　患者突然出现精神疲倦、头晕目眩、面色苍白、恶心欲呕、多汗、心慌、四肢发冷、血压下降、脉象沉细或神志昏迷、仆倒在地、唇甲青紫、二便失禁、脉微细欲绝。

3.**处理**　首先将针全部取出，使患者平卧，头部稍低，注意保暖，轻者在饮温开水或糖水后即可恢复正常；重者在上述处理的基础上，可指掐或针刺人中、素髎、内关、足三里，灸百会、气海、关元等穴，必要时应配合其他急救措施。

4.预防　对于初次接受针刺治疗和精神紧张者，应先做好思想工作，消除顾虑；正确选择舒适持久的体位（尽可能采取卧位），取穴不宜太多，手法不宜过重；对于过度饥饿、疲劳者，不予针刺。留针过程中，医者应随时注意观察患者的神色，询问患者的感觉，一旦出现晕针先兆，可及早采取处理措施。

二、滞针

1.原因　患者精神紧张。针刺入后，局部肌肉强烈收缩，或因毫针刺入肌腱，行针时捻转角度过大或连续进行单向捻转而使肌纤维缠绕针身。

2.现象　进针后，出现提插捻转及出针困难。

3.处理　嘱患者消除紧张状态，使局部肌肉放松。因单向捻转而致者，需反向捻转。如属肌肉一时性紧张，可取针一段时间，再行捻转出针。也可以按揉局部，或在附近部位加刺一针，转移患者注意力，随之将针取出。

4.预防　对精神紧张者，先做好解释工作，消除紧张顾虑，进针避开肌腱，行针时捻转角度不宜过大，更不可单向连续捻转。

三、弯针

1.原因　医者进针手法不熟练，用力过猛，或碰到坚硬组织；留针中患者改变体位；针柄受到外物的压迫和碰撞以及滞针未得到及时正确的处理。

2.现象　针身弯曲，针柄改变了进针时刺入的方和角度，提插捻转及出针均感困难，患者感觉疼痛。

3.处理　如系轻微弯曲，不能再行提插捻转，应慢慢将针退出；弯曲角度过大时，应顺着弯曲方向将针退出；如因患者改变体位而致，应嘱患者恢复原体位，使局部肌肉放松，再行退针，切忌强行拔针。

4.预防　医者手法要熟练，指力要轻巧，患者体位要舒适，留针时不得随意改动体位，针刺部位和针柄不能受外物碰撞和压迫，如有滞针及时正确处理。

四、断针

1.原因　针具质量欠佳，针身或针根有剥蚀损坏；针刺时，针身全部刺入；行针时，强力捻转提插，肌肉强烈收缩或患者改变体位；滞针和弯针现象未及时正确处理。

2.现象　针身折断，残端留在患者体内。

3.处理　嘱患者不要紧张，不要乱动，以防断端向肌肉深层陷入。如断端还在体外，可用手指或镊子取出；如断端与皮肤相平，可挤压针孔两旁，使断端暴露体外，用镊子取出；

如针身完全陷入肌肉，应于X线下定位，用外科手术取出。

4.预防　认真检查针具，对不符合质量要求的应剔剔出不用。选针时，针身的长度要比准备刺入的深度长。针刺时，不要将针身全部刺入，应留一部分在体外。进针时，如发生弯针，应立即出针，不可强行刺入。对于滞针和弯针，应及时正确处理，不可强行拔出。

五、血肿

1.原因　针尖弯曲带钩，使皮肉受损或针刺时误伤血管。

2.现象　出针后，局部呈青紫色或肿胀疼痛。

3.处理　微量出血或针孔局部小块青紫，是小血管受损引起，一般不必处理，可自行消退。如局部青紫较重或活动不便者，在先行冷敷止血后再行热敷，或按揉局部，以促使局部瘀血消散。

4.预防　仔细检查针具，熟悉解剖部位，避开血管针刺。

第四节　针刺注意事项

1.过于饥饿、疲劳、精神高度紧张者，不行针刺。体质虚弱者，刺激不宜过强，并尽可能采取卧位。

2.小儿囟门未闭时，头顶部腧穴不宜针刺。此外因小儿不能配合，故不宜留针。

3.避开血管针刺，防止出血；常有自发性出血或损伤后出血不止的患者不宜针刺。

4.皮肤有感染、溃疡、瘢痕或肿瘤的部位不宜针刺。

5.防止刺伤重要脏器。《素问·诊要经终论》说："凡刺胸腹者，必避五脏。"

（1）针刺眼区腧穴，要掌握一定的角度和深度。不宜大幅度提插捻转或长时间留针，防止刺伤眼球和出血。

（2）背部第11胸椎两侧，侧胸（胸中线）第8肋间，前胸（锁骨中线）第6肋间以上的腧穴，禁止直刺、深刺、以免刺伤心、肺，尤其对肺气肿患者，更需谨慎，防止发生气胸。

（3）两胁及肾区的腧穴，禁止直刺、深刺，以免刺伤肝、脾、肾脏，肝脾肿大患者，更应注意。

（4）对于胃溃疡、肠粘连、肠梗阻患者的腹部和尿潴留患者的耻骨联合区，必须注意针刺的角度、深度，如刺法不当，也可能刺伤胃肠道和膀胱，引起不良后果。

（5）针刺顶部及背部正中线第1腰椎以上的腧穴，如进针角度、深度不当，易误伤延髓和脊髓，引起严重后果。针刺这些穴位至一定深度如患者出现触电感向四肢或全身放散，应立即退针，忌捣针。

第五章
特殊针具刺法

第一节　穴位注射法

一、穴位注射法概述

穴位注射法，又称水针，是选用某些中西药物注射液注入人体有关穴位，以防治疾病的方法。穴位注射法是在针刺疗法和现代医学封闭疗法相结合的基础之上，根据经络理论和药物治疗原理发展起来的一种治疗方法。它将针刺与药物对穴位的双重刺激作用有机地结合起来，发挥其综合效能，以提高疗效。本法具有操作简便、用药量小、适应证广、作用迅速等优点，因此临床应用逐年增多。

二、穴位注射法操作

（一）针具

使用消毒的注射器和针头，现在临床使用一次性注射器。根据使用药物的剂量大小及针刺的深浅，选用不同规格的注射器和针头，一般可使用1ml、2ml、5ml注射器，肌肉肥厚部位可使用10ml、20ml注射器。针头可选用5～7号普通注射针头等。

（二）选穴处方

一般可根据针灸治疗时的处方原则辨证取穴。临床常常结合经络、经穴触诊法选取阳性反应点进行治疗。其触诊检查的部位一般是背腰部的背俞穴、胸腹部的募穴和四肢部的某些特定穴。在压痛等阳性反应点进行穴位注射，往往效果较好。处方选穴宜少而精，以1～2个腧穴为妥，最多不超过4个腧穴，一般选取肌肉较为丰满的部位进行穴位注射。

（三）注射剂量

穴位注射的用药剂量差异较大，取决于注射部位、药物的性质和浓度。一般耳穴每穴注射0.1～0.2ml，面部每穴注射0.1～0.5ml，四肢部每穴注射1～2ml，胸背部每穴注射0.5～1ml，腰臀部每穴注射2~5ml，而刺激性较大的药物和特异性药物（如抗生素、激素、阿托品等）一般用量较小，每次用量多为常规的1/10~1/3，中药注射液的穴位注射常规剂量为1~4ml。

（四）操作

首先使患者取舒适体位，选择适宜的消毒注射器和针头，抽取适量的药液，在穴位局部消毒后，右手持注射器对准穴位或阳性反应点，快速刺入皮下，然后将针缓慢推进，达一定深度后产生得气感应，如无回血，便可将药液注入。急性病、体强壮者可用较强刺激，推液可快；慢性病、体弱者，宜用较轻刺激，推液可慢；一般疾病，则用中等刺激，推液也宜中等速度。如所用药液较多时，可由深至浅，边推药液边退针，或向几个方向注射药液。

（五）疗程

每日或隔日注射1次，治疗后反应强烈的也可以间隔2~3日注射1次。所选腧穴可交替使用。10次为1个疗程，休息5~7日后再进行下一个疗程的治疗。

（六）常用药液

中草药制剂如喘可治注射液，维丁胶性钙注射液，维生素B_1、维生素B_6、维生素B_{12}注射液，维生素C注射液，神经生长因子注射液等。

三、穴位注射的适应范围

穴位注射法的适应范围非常广泛，凡是针灸的适应证大部分可以用本法治疗。在临床上可应用于运动系统疾病如关节炎、关节扭挫伤等，神经精神系统疾病如三叉神经痛、面神经麻痹、坐骨神经痛、多发性神经炎、精神分裂症、癫痫、神经衰弱等；消化系统疾病如胃下垂、胃肠神经官能症、腹泻、痢疾等，呼吸系统疾病如急慢性支气管炎、上呼吸道感染、支气管哮喘、肺结核等；皮肤疾病，如荨麻疹、痤疮、神经性皮炎等。

四、穴位注射的注意事项

治疗时应对患者说明治疗特点和注射后的正常反应，如注射后局部可能有酸胀感，4~8小时内局部有轻度不适，有时持续时间较长，但一般不超过1日。

严格无菌操作，防止感染。如因消毒不严而引起局部红肿、发热等，应及时处理。

注意药物的性能、药理作用、剂量、配伍禁忌、副作用、过敏反应、药物的有效期、药液有无沉淀变质等情况，凡能引起过敏反应的药物，阳性反应者不可应用。副作用较强的药物，使用亦当谨慎。

一般药液不宜注入关节腔、脊髓腔和血管内，否则会导致不良后果。此外，应注意避开神经干，以免损伤神经。

第二节　电针法

一、电针法概述

（一）电针法

电针法是将针刺入腧穴得气后，在针具上通以接近人体生物电的微量电流，利用针和电两种刺激相结合，以防治疾病的一种方法。其优点是节省人力，且能比较客观地控制刺激量。

（二）电针输出波形作用特点

电针可调整人体生理功能，有止痛、镇静、促进气血循环、调整肌张力等作用。一般电针仪输出的基本波形是交流脉冲，称之为双向尖脉冲。常见的调制脉冲波形为疏密波、断续波，不受调制的基本脉冲波形称作连续波。不同波形的作用特点如下。

1.疏密波　是疏波、密波自动交替出现的一种波形，疏、密交替持续的时间各约1.5秒，能克服人体对单一波形易产生适应性的缺点。动力作用较大，治疗时兴奋效应占优势。能增加代谢，促进气血循环，改善组织营养，消除炎性水肿。常用于出血、扭挫伤、关节周围炎、气血运动障碍、坐骨神经痛、面瘫、肌无力、局部冻伤等。

2.断续波　是有节律的时断时续自动出现的一种波形。断时，在1.5秒时间内无脉冲电输出；续时，是密波连续工作1.5秒。断续波形，机体不易产生适应，其动力作用颇强，能提高肌肉组织的兴奋性，对横纹肌有良好的刺激收缩作用。常用于治疗痿证、瘫痪等。

3.连续波　亦叫可调波，是单个脉冲采用不同方式组合而形成。频率有每分钟几十次至每秒钟几百次不等。频率快的叫密波（或叫高频连续波），一般在50～100次/s；频率慢的叫疏波（或叫低频连续波），一般是2～5次/s。可用频率旋钮任意选择疏密波量。密波易抑制感觉神经和运动神经，常用于止痛、镇静、缓解肌肉和血管痉挛等。疏波短时兴奋肌肉，长时抑制感觉神经和运动神经，常用于各种肌肉、关节、韧带的损伤及慢性疼痛等。

二、电针法操作方法

（一）配穴处方

电针法的处方配穴与针刺法相同。一般选用其中的主穴，配相应的配穴。多选同侧肢体的穴位配对，以1～3对穴位为宜。

电针方法：针刺入穴位有得气感应后，将输出电位器调至"0"位，将两根导线连接在两个配对的针柄上（或负极接主穴，正极接配穴），然后打开电源开关，选择波形。慢慢调高至适宜的输出电流量。通电时间一般在5～20分钟，如感觉弱时，可适当加大输出电流量，或暂时断电1～2分钟后再行通电。当达到预定时间后，先将输出电位器调至"0"位，然后关闭电源开关，取下导线，最后出针。

（二）电流的刺激强度

当电流开到一定强度时，患者有麻刺感，这时的电流强度为"感觉阈"。若将电流强度继续增加至患者局部开始出现刺痛感时，此时的电流强度称为"痛阈"。所需强度因人、因部位、因病而异。一般情况下，应在感觉阈和痛阈之间调节适宜的刺激强度，以患者能耐受为宜。为确保电针治疗的安全，操作时应注意检查电针仪器（包括导线）的质量，连接导线时，一般应避免电流回路通过心脏、延髓、脊髓，输出电流强度不宜过大。

三、电针的适应范围

电针可调整人体生理功能，有止痛、镇静、促进气血循环、调整肌张力等作用。电针的适应范围基本和毫针刺法相同，故其治疗范围较广。

临床常用于各种痛症、痹证和心、胃、肠、胆、膀胱、子宫等器官的功能失调，癫狂，韧带、关节的肌肉、损伤性疾病等，并可用于针刺麻醉。

四、电针的注意事项

1.电针刺激量较大，需要防止晕针，对体质虚弱、神经过敏者，应注意电流不宜过大。

2.调节电流时，不可突然增强，以防止引起肌肉强烈收缩，造成弯针或折针。

3.电针器最大输出电压在40V以上者，最大输出电流应限制在1mA以内，防止触电。

4.毫针的针柄如经过温针火烧之后，表面氧化不导电，不宜使用。若使用，输出导线应夹持针体。

5.心脏病患者，应避免电流回路通过心脏。尤其是安装心脏起搏器者，应禁止使用电针。在接近延髓、脊髓部位使用电针时，电流量宜小，切勿通电太强，以免发生意外。孕妇亦当慎用电针。

6.应用电针要注意"耐受现象"，即长期多次反复应用电针，使机体对电针刺激产生耐受，使疗效降低。

7.电针器在使用前须检查性能是否完好，如电流输出时断时续，须注意导线接触是否良好，应检查修理后再用。干电池使用一段时间如输出电流微弱，须更换新电池。

第三节　穴位按压疗法

一、穴位按压疗法概述

（一）穴位按压疗法简介

穴位按压又称指针疗法，古称指针术，是用手指代替针，在人体的某些穴位或特定部位上，根据不同的病情，施以各种不同的手法来治疗疾病的方法。

本法是针灸疗法的一部分，但起源远早于其他疗法，可以说穴位按压是针灸的启蒙阶段。当时人类在与大自然斗争中发生疾病或外伤，常用手指按压某处以减轻痛苦，久而久之，人们积累了在不同部位用手指按压解除不同疾病的经验，从而形成了穴位按压疗法。在以后历代的医学文献中对本疗法的论述颇多。如《素问·举痛论》中说"寒气客于肠胃之间，膜原之下，血不得散，小络急引故痛，按之则血气散，故按之痛止"等。此后晋代葛洪《肘后备急方》中多处载有以指针救急的方法。明代杨继洲《针灸大成》中也有对于惧针者以按压穴位取得疗效的记载。到了清代穴位按压疗法应用更为普遍。之后，由于清政府歧视中医、废除中医的举措，这一疗法被埋没，流散于民间。中华人民共和国成立后，国家重视中医的发掘、整理和研究，从而使这一疗法得以推广运用。随着传统中医的科学化与现代化，以及推拿学在针灸医学的不断渗透，穴位按压与现代针灸理论的有机结合，使得该疗法更为完善，成为一种有特色的疗法。

（二）穴位按压疗法的作用原理

穴位按压疗法通过对局部刺激，引起酸、麻、胀、痛感，皮肤发红，局部出汗，皮温升高，具有消肿、解痉、止痛效果，从而使经络通畅，痉挛缓解或消失，肌肉、肌腱弹力恢复，达到消肿止痛目的；并通过调节脏腑气血，使气血调和，肌体活力增强。现代研究证明，穴位按压疗法可促进血液循环，改变血液的高凝、黏、浓、聚状态，具有活血化瘀效用；还有改善大脑、心血管微循环，促进新陈代谢，增强肌体免疫力等作用。下面以手指按压法为例介绍。

二、手指按压法的操作

（一）施术手指

多用拇、示、中指，其他手指使用较少。

（二）基本操作手法

1.揉法　用手指的尖端或末节指腹，轻按选定的穴位做环形（顺时针为补，逆时针为泻）

平揉，临床常用中指或拇指揉法。揉动时手指尖端或指腹应保持固定，不能离开所接触的皮肤。手指连同其所接触的皮肤及皮下组织，以穴位为中心，做小圆形转动，不要使手指与皮肤滑动摩擦。揉法动作要连续，着力由小逐渐增大，再由大逐渐减小，均匀持续而轻柔地旋转回环。每揉一小圆周为1次，每穴一般以120~180次为宜（2~3分钟）。次数的多少视病情的轻重深浅而定。本法常与按法配合使用。治疗脘腹胀痛、胸胁胀闷、便秘泄泻、外伤所致肿痛。

2.按法　以单手或双手的手指指腹或指节着力于施术部位或穴位上，逐渐加深施力，按而留之。常用的有拇指按法和屈指按法。施按法时，着力施治部位，集中而不揉动，外静内动，由浅入深，持续施力，先轻后重，而后又轻。轻按为补，重按为泻。此法作用甚广，操作时离穴不离经，即宁失其穴，不失其经。一般每穴按压约3分钟，本法治疗肌肉酸痛、脘腹痛、急慢惊风。

3.掐法　用指端（多以拇指端）甲缘重按穴位而不刺破皮肤。施术时以单指或双指甲缘，将力贯注于着力的指端，在选定的穴位上重按而掐之，或双手指同时用力抠掐之，持续着力以不刺破皮肤为度，该手法属重刺激手法之一，偏于泻，临床常用于甲掐代针，久病者先掐人中，急病者掐大筋、跟腱，掐之有声者易治，无声者难治。本法主治头晕、昏迷不醒、搐病。

4.点法　也叫点穴，用拇指或示、中指点在痛点或穴位上，先轻后重，逐渐深透。本法常用于肩部、背部、臀部和大腿等部位的穴位。本法依选择部位治疗不同病证。如点合谷治疗牙痛。

5.捏法　用拇指与其他手指对称捏压穴位。如果捏压一个穴位，拇指在这个穴位上，另一指或其他各指则在对称一侧。此法常用于四肢、肩颈等部位的穴位，用于脊背部的双手捏法又称为捏脊法。本法治疗关节错位、小儿脑瘫等。

6.拿法　以单手或双手的拇指与其余四指对合成钳形，施以夹力提拿施治部位，常用的还有三指拿法和五指拿法。施术时拇指与其余指应对合成钳形，施力时一紧一松，一提一放。对合施力时应对称，由轻而重，重而不滞，边提拿边连续地旋转移动，或上或下，或前或后，将拿于手指中的肌肉逐渐挤捏松脱。注意拿法的着力点在指腹。本法可用于治疗胃肠功能紊乱等。

三、指压法的适应范围

本法适用于惧针的儿童，或遇到急性病而无针具的情况。临床中可用于治疗各种病证，如小儿惊风，癫痫，中暑，失眠，感冒，头痛，牙痛，咳喘，胃痛，泄泻，呃逆，落枕，小儿遗尿等。

四、指压法的注意事项

1.出现不明原因的高热，急性传染病、皮肤病、肿瘤患者，以及腹痛拒按者，禁用穴位按压疗法。小儿头部的某些穴位禁用按压疗法。

2.过饥、过饱时不宜使用穴位按压治疗。

3.施术者要常剪指甲，以免损伤患者皮肤，手指要注意消毒，以免交叉感染。

4.夏天在施术前应在施术部位撒些滑石粉，以免擦伤皮肤。

5.根据病情需要，适当控制指力的强度及持续时间，不要突然用力或用指甲强力切压，以免给患者造成长时间的不适。

6.对体弱及精神紧张者，治疗时指力要轻，如发生晕针现象可按常规处理。

7.如治疗后穴位处遗留疼痛感，可轻揉几下使之消失。

第四节　穴位埋线疗法

穴位埋线疗法是在经络理论指导下，通过将羊肠线等媒介埋入机体相应区域，发挥治疗疾病作用的疗法，具有适应证广、作用时间长、避免频繁针灸等优点。穴位埋线疗法能够发挥长时间的刺激腧穴作用，对慢性病起到长期的改善作用，具有疏通经络、扶正祛邪、调节免疫的特点。

一、针具

皮肤消毒用品、洞巾、镊子、埋线针（或8号注射针头）、羊肠线（或蛋白线）、2%利多卡因溶液、剪刀、消毒纱布、敷料等。

二、操作方法

埋线疗法的操作，可根据针灸治疗原则，辨证选穴，用皮肤标记笔标记选取的穴位，一般选取肌肉比较丰厚部位的穴位，以腰背部及腹部穴位最常用。埋线可间隔2~4周治疗一次。目前最常用的埋线方法，有埋线针埋线法和简易埋线法两种。

1.埋线针埋线法　现在使用的专用埋线针是根据腰穿针原理改制而成，多为一次性使用。打开一次性无菌换药包，无菌镊夹取一段可1~2cm的可吸收羊肠线，放置埋线针的前端，常规消毒局部皮肤，一手绷紧或捏起进针部位皮肤，另一手持针头，刺入到所需的深度，出现针感后，边推针芯，边退针管，将羊肠线埋植在穴位的皮下组织或肌层内，拔针后用无菌棉签按压针孔止血，针孔处覆盖纱布。

2.简易埋线法　用8号注射针头作套管，0.35mm直径、50mm长的毫针作针芯，无菌镊夹取一段1~2cm的可吸收羊肠线放入针头埋入相应穴位，具体操作方法同埋线针埋线法。

三、适应范围

1.肺系疾病　哮喘、鼻病等。
2.肾系疾病　遗尿等。
3.心肝系疾病　睡眠障碍、焦虑、抑郁症、抽动障碍、偏瘫等。
4.其他疾病　颈椎病、关节疼痛、肩周炎、痛经、月经不调、多囊卵巢综合征等。

四、注意事项

1.严格无菌操作，防止感染。
2.皮肤有破损、溃疡、瘢痕的位置不宜操作；避开血管、动脉、关节腔、脊髓腔、重要脏器。
3.埋线后羊肠线不可暴露在皮肤外面；埋线后，若出现发热、局部红肿、出血、感染等，应及时抗过敏、抗感染等对症处理。

第五节　埋针疗法

埋针治疗，又叫皮内针法，是将特制针具刺入并固定于所刺部位皮下，进行长时间留针以治疗疾病的方法。其历史源远流长，该疗法源于《素问·离合真邪论》"静以久留"的观点，发展于唐宋，成熟于元明，远传海内外。皮内针，又称揿针，通过长时间刺激皮部及腧穴，可以起到调节经络、卫气及脏腑的机能，起着调节阴阳平衡的作用，达到防病、治病的效果。揿针具有"浅刺、无痛、方便、长效"的特点。

一、针具

皮内针有麦粒型和图钉型两种。麦粒型，针身长5～10mm，针身直径0.28mm，针身与针柄在同一平面，针尾呈现椭圆形颗粒状。图钉型，针身长2～3mm。直径0.28～0.32mm，针身与针柄垂直，针尾呈环形。目前儿童常用的为带胶布图钉型揿针。

二、操作方法

（一）操作前准备

目前埋针疗法所用针具基本上属于一次性针具揿针。施针前，镊子用75%乙醇消毒，局部皮肤用碘伏常规消毒。

（二）针刺方法

1.颗粒型皮内针 用镊子夹持针尾，针尖对准选定的穴位，将针平刺入穴位皮下，针尾留于皮外，然后用胶布从针尾沿针身向刺入的方向覆盖，粘贴固定。

2.图钉型皮内针 用镊子夹持针尾，针尖对准选定的穴位，垂直刺入皮内，然后用胶布覆盖针尾，粘贴固定。目前临床常用的图钉型揿针，已经自带胶布，只需夹紧其中一半剥离纸和胶布，将针直接粘贴相应穴位，除去剥离纸，将胶布压好粘贴牢固即可。

（三）针刺强度

皮内针可根据病情决定其留针时间，一般为2～3日，可根据气候、温度、湿度不同，适当调整。留针期间，可每天按压数次。同一埋针部位出针3天后可再次埋针。

三、适应范围

埋针疗法适用于某些需要久留针的慢性疾病。
1.肺系疾病 咳嗽、哮喘、感冒、鼻病等。
2.脾系疾病 疳积、厌食、积滞、腹痛、泄泻、呕吐等。
3.肾系疾病 遗尿、癃闭、肾综等。
4.心肝系疾病 心悸、注意力缺乏、睡眠障碍、焦虑、抑郁症、抽动障碍、面瘫、偏瘫等。
5.其他疾病 颈椎病、关节疼痛、肩周炎、痛经、月经不调、多囊卵巢综合征。

四、注意事项

1.根据患儿体型及操作部位，选取合适型号的针具。
2.关节附近不宜操作，埋针宜选择较易固定的部位。
3.皮肤有破损、溃疡、瘢痕的位置，不宜操作。
4.埋针后，若患者感觉疼痛，应立即将针取出，重新操作或选取其他部位操作。
5.保持埋针皮肤部位清洁，防止感染；热天出汗多，可适当缩短埋针时间，避免感染。

第六节　刺络放血疗法

刺络放血疗法，又称刺络法或者刺血法，是用三棱针刺破血络或者腧穴，放出适量血液或者挤出少量液体以治疗疾病的方法。三棱针由古代九针之一的锋针发展而来。《灵枢·官针》中"赞刺""豹文刺"等，虽然针具、方法不尽相同，均属于中医放血疗法范畴。现代研究多认为放血疗法具有一定的调整局部微循环、提高自身免疫力等作用。

一、针具

三棱针由不锈钢材料制成，分为大、中、小三种型号（大号规格为直径2.6mm，长65mm；中号规格为直径2mm，长65mm；小号规格为直径1.6mm，长65mm），针柄稍粗呈圆柱状，针身呈三棱状，尖端三面有刃，针尖锋利。现在临床多使用一次性三棱针或者合适规格的注射针头（儿童选6号针头）代替。

二、操作方法

（一）操作前准备

将治疗部位固定，施针前用碘伏消毒局部皮肤，医者卫生手消毒，佩戴一次性手套，目前临床多选用一次性三棱针，儿童多选用6号注射器针头。

（二）持针姿势

左手拇、示、中三指固定施针部位，右手持针，拇、示两指捏住针柄，中指指腹紧靠针身下端，露出针尖2~3mm。

（三）操作方法

放血疗法一般分为点刺法、散刺法、刺络法3种。

1.点刺法　是点刺腧穴浅表部位后快速出针，并放出少量血液或挤出少量液体的方法。针刺前，在点刺穴位的上下方用手指向点刺处推按，使血液积聚于点刺部位，消毒点刺部位后，用三棱针（或注射针头）对准已消毒的部位，快速刺入，随即将针迅速退出，轻轻挤压针孔周围，放出少量血液，或者挤出少量液体，最后用消毒棉球按闭针孔。此法多用于指趾末端、面部、耳部的穴位，如少商、四缝、耳尖等处。

2.散刺法　又叫豹文刺，是在病变局部及其周围进行大范围点刺的一种方法。操作时，根据病变部位大小的不同，可点刺数针甚至数十针，由病变外缘呈环形向中心点刺，以促使瘀血或者水肿得以排泄，达到祛瘀生新、通经活络的目的。此法多用于局部瘀血、水肿、顽癣等。

3.刺络法　是刺入人体特定部位的浅表血络或静脉以放出适量血液的方法。如果点刺随病出现的浅小静脉，常规消毒后，医者右手持针，垂直点刺，静脉瘀血明显出现，放出5~10ml血液。如果点刺较深、较大的静脉时，可先用松紧带或橡皮管，结扎在针刺部位上端，常规消毒后，左手拇指压在被针刺部位下端，右手持针对准针刺部位的静脉，快速刺入脉中1~2mm深，立即将针退出，达到预期放血量后，再用消毒棉球按压针孔止血。此法多用于小静脉显露的部位，如下肢后面、额部、足背等，以及曲泽、委中等肘窝、腘窝的静脉处。

三、适应范围

放血疗法具有通经活络、开窍泻热、调和气血、消肿止痛等作用，适应范围广泛，各种实证、热证、痛证、瘀血等均可应用。

1.肺系疾病咳嗽、哮喘、感冒、鼻渊、喉痹等。

2.脾系疾病疳积、厌食、积滞等。

3.其他疾病　湿疹、荨麻疹、头痛、腰痛等。

四、注意事项

1.对患者或家长做好解释工作，消除其顾虑。

2.严格消毒，防止感染。

3.点刺时，手法宜轻、准、快，减轻患者疼痛；同时，控制出血量，勿损伤其他脏器组织，勿损伤大动脉。

4.放血疗法刺激性强，宜选择合适体位，谨防晕针；体质虚弱者不宜使用。

第六章
特殊部位刺法

第一节　耳针法

一、概述

耳穴是人体各个器官组织在耳郭上的相应反应点。

耳穴疗法起源于中国，具有悠久的历史，它经历了一个长期的发展过程，是传统医学的重要组成部分。早在两千多年前，古代医家就发现了某些疾病与耳郭的关系，积累了许多关于耳与人体整体相关联的经验和知识。在长沙马王堆汉墓出土的帛书中，就有《足臂十一脉灸经》中记载与上肢、眼、颊、咽喉相联系的"耳脉"。在《黄帝内经》中，还对耳与经络、脏腑及人体各部位的生理、病理关系都有比较详细的记载，并首次提出"耳者，宗脉之所聚"。此后，历代医家从理论和实践上不断丰富耳郭诊治疾病的内容，晚清时期著成的《厘正按摩要术》，提出了耳背分属五脏的理论，记载了对耳郭分区的探索。

此外，国外也有关于耳穴的应用和记录。

20世纪50年代，法国学者P.Nogeir于1957年发表有关耳针研究的论文，发现外耳与内脏器官存在着密切的联系，内脏有病时，在耳郭上有相应的反射点出现，提出了分布大致如一个倒置胎儿的"耳针治疗点图"，掀起了世界各国研究耳穴的热潮，陆续发现了众多新的耳穴有效点和区域，这也促进了中国耳穴疗法的发展。同时，在国际上，也出现了以法国、德国、美国等为代表的耳穴定位分区和诊疗的不同学派。

为了便于交流和研究，我国颁发了GB/T 13734—2008《耳穴名称与定位》，成为世界针灸学会联合会的国际行业标准。

耳穴疗法的内容不断丰富，从早期的耳穴针刺为主，发展到数十种耳郭刺激方法，一批不同形式的耳郭诊断治疗的器具设备随之产生。耳穴疗法是除经典体穴体系之外，在国内国际推广范围最大的针灸疗法。耳穴疗法适应证广，具有"简、便、效、廉"的特点，适用于咳嗽、鼻炎、呕吐、泄泻、夜啼、抽动障碍等多种儿科常见疾病的临床应用。

关于耳穴疗法的机制，目前多从经络学说、神经反射和全息学说等角度进行诠释。耳与十二经脉的关系十分密切，耳郭虽小，却是诸经通过、终止、会合的场所。十二经脉都直接或间接地与耳发生联系，从经脉循行的规律来看，6条阳经或直入耳中，或布于耳周；6条阴经则通过络脉与耳相关联，或通过经别与阳经相合后上达于耳，十二经脉均直接或间接地与耳相关联。耳与脏腑也有着极为密切的生理关系，元代《卫生宝鉴》云：五脏六腑，十二经脉有络于耳者。耳居空窍，内通脏腑，奠定了耳与五脏六腑相联系的理论基础。

从神经解剖学上看，耳部神经分布稠密，有耳大神经、枕小神经、面神经、舌咽神经等等。其中耳大神经和枕小神经在2、3颈椎和中枢神经的脊神经相连。三叉神经、迷走神经、面神经、舌咽神经是1、2对脑神经的一部分，并和大脑皮层有着密切的关系。三叉神经除了可将头部的感觉讯息传送至大脑外，在桥脑通过脊神经与脊髓发生联系。这样，耳郭上的神经分别就和大脑、大脑皮层、脊髓等中枢神经、高级神经中枢直接联系起来了。

现代耳穴研究也有新发现，20世纪80年代山东大学张颖清提出"全息生物学"，揭示了生物体不同层次之间、部位和整体之间的统一性，人体全息指身体的某一个局部都是全身的缩影，某一个阳性反应点（也叫疼痛点、敏感点）都对应着相应器官疾病信息。耳郭这个独立部分是人整体的缩影，耳郭包含了人体各部分的信息，刺激耳郭上不同部位可以调节全身不同部位的疾病。

总的来说，刺激耳穴具有疏通经络，调和气血，补虚泻实，强身健体以及调节神经、内分泌，镇静止痛，调节机体免疫功能等作用，此法安全无创、副作用少、经济适用、便于儿科临床推广。

二、耳部分区及部分耳穴的定位、主治

GB/T 13734—2008《耳穴名称与定位》按耳的解剖将每个部位划分成若干个区（图6-1-1），共计有93个穴位。

（一）耳轮的穴位

耳轮分为12个区。耳轮脚为耳轮1区；耳轮脚切迹到对耳轮下脚上缘之间的耳轮分为3等份，自下向上依次为耳轮2区、3区、4区；对耳轮下脚上缘到对耳轮上脚前缘之间的耳轮为耳轮5区；对耳轮上脚前缘到耳尖之间的耳轮为耳轮6区；耳尖到耳轮结节上缘为耳轮7区；耳轮结节上缘到耳轮结节下缘为耳轮8区；耳轮结节下缘到轮垂切迹之间的耳轮分为4等份，自上而下依次为耳轮9区、10区、11区和12区。耳轮主要穴位见表6-1-1。

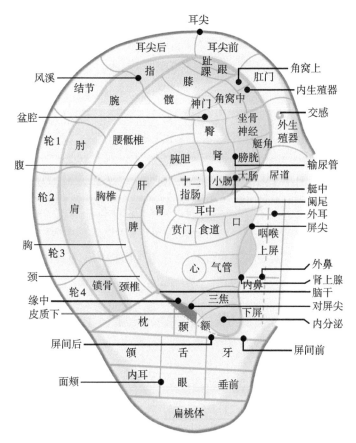

图 6-1-1 耳穴定位正面示意图

表6-1-1 耳轮主要穴位

穴位	定位	主治
耳中	在耳轮脚处,即耳轮1区	呃逆,荨麻疹,皮肤瘙痒,小儿遗尿等
直肠	在耳轮脚棘前上方的耳轮处,即耳轮2区	便秘,腹泻等
尿道	在直肠上方的耳轮处,即耳轮3区	尿频,尿急,尿痛,尿潴留等
耳尖	在耳郭向前对折的上部尖端处,即耳轮6、7区交界处	发热,急性结膜炎,睑腺炎(麦粒肿),风疹等
肝阳	在耳轮结节处,即耳轮8区	头晕,头痛等
轮4	在耳轮3区下方的耳轮处,即耳轮12区	扁桃体炎,上呼吸道感染,发热等

(二)耳舟的穴位

耳舟分为6区。耳舟分为6等份,自上而下依次为耳舟1区、2区、3区、4区、5区、6区。耳舟主要穴位以风溪为例介绍。

风溪：在耳轮结节前方，指区与腕区之间，即耳舟1、2区交界处。主治荨麻疹，皮肤瘙痒，过敏性鼻炎，哮喘。

（三）对耳轮的穴位

对耳轮分为13区。对耳轮上脚分为上、中、下3等份，下1/3为对耳轮5区，中1/3为对耳轮4区；再将上1/3分为上、下2等份，下1/2为对耳轮3区，再将上1/2分为前后2等份，后1/2为对耳轮2区，前1/2为对耳轮1区。

对耳轮下脚分为前、中、后3等份，中、前2/3为对耳轮6区，后1/3为对耳轮7区。将对耳轮体从对耳轮上、下脚分叉处至轮屏切迹分为5等份，再沿对耳轮耳甲缘将对耳轮体分为前1/4和后3/4两部分，前上2/5为对耳轮8区，后上2/5为对耳轮9区，前中2/5为对耳轮10区，后中2/5为对耳轮11区，前下1/5为对耳轮12区，后下1/5为对耳轮13区。对耳轮主要穴位见表6-1-2。

表6-1-2 对耳轮主要穴位

穴位	定位	主治
交感	在对耳轮下脚末端与耳轮内缘相交处，即对耳轮6区前端	胃肠痉挛，自主神经功能紊乱，心悸，多汗，失眠等
腹	在对耳轮体前部上2/5处，即对耳轮8区	腹痛，腹胀，腹泻，急性腰扭伤，痛经等
胸	在对耳轮体前部中2/5处，即对耳轮10区	胸胁疼痛，胸闷等
胸椎	在胸区后方，即对耳轮11区	胸胁疼痛，经前乳房胀痛
颈	在对耳轮体前部下1/5处，即对耳轮12区	落枕，颈椎病
颈椎	在颈区后方，即对耳轮13区	落枕，颈椎病

（四）三角窝的穴位

三角窝分为5区。将三角窝由耳轮内缘至对耳轮上、下脚分叉处分为前、中、后3等分，中1/3为三角窝3区，角窝中；再将前1/3分为上、中、下3等分，上1/3为三角窝1区，下2/3为三角窝2区，后1/3分为上、下2等分，上1/2为三角窝4区，下1/2为三角窝5区。三角窝主要穴位见表6-1-3。

表6-1-3 三角窝主要穴位

穴位	定位	主治
角窝上	在三角窝前1/3的上部，即三角窝1区	高血压
内生殖器	在三角窝前1/3的下部，即三角窝2区	痛经，月经不调
神门	在三角窝后1/3的上部，即三角窝4区	失眠，多梦，痛证，哮喘，咳嗽，眩晕，高血压，过敏性疾病等

（五）耳屏的穴位

耳屏分为4区。耳屏外侧面分为上、下2等份，上部为耳屏1区，下部为耳屏2区；将耳屏内侧面（图6-1-2）分为上、下2等份，上部为耳屏3区，下部为耳屏4区。耳屏主要穴位见表6-1-4。

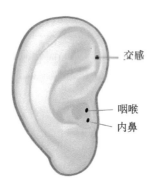

图6-1-2　耳穴侧面示意图

表6-1-4　耳屏主要穴位

穴位	定位	主治
上屏	在耳屏外侧面上1/2处，即耳屏1区	咽炎、单纯性肥胖
下屏	在耳屏外侧面下1/2处，即耳屏2区	鼻炎、鼻塞，单纯性肥胖
外耳	在屏上切迹前方近耳轮部，即耳屏1区上缘处	外耳道炎，中耳炎，耳鸣
屏尖	在耳屏游离缘上部尖端，即耳屏1区后缘处	发热，牙痛，腮腺炎，咽炎，扁桃体炎，结膜炎
外鼻	在耳屏外侧面中部，即耳屏1、2区之间	鼻炎
肾上腺	在耳屏游离缘下部尖端，即耳屏2区后缘处	低血压，风湿性关节炎，腮腺炎，哮喘，鼻炎，咽炎，过敏性皮肤病等
咽喉	在耳屏内侧面上1/2处，即耳屏3区	声音嘶哑，咽喉炎，扁桃体炎
内鼻	在耳屏内侧面下1/2处，即耳屏4区	鼻炎，鼻窦炎，鼻出血
屏间前	在屏间切迹前方，耳屏最下部，即耳屏2区下缘处	近视、远视

（六）对耳屏的穴位

对耳屏分为4区。由对屏尖及对屏尖至轮屏切迹连线之中点，分别向耳垂上线作两条垂线，将对耳屏外侧面及其后部分为前、中、后3区，前为对耳屏1区，中为对耳屏2区，后为对耳屏3区。对耳屏内侧面为对耳屏4区。对耳屏主要穴位见表6-1-5。

表6-1-5　对耳屏主要穴位

穴位	定位	主治
额	在对耳屏外侧面的前部，即对耳屏1区	额窦炎，头晕，失眠，多梦
屏间后	在屏间切迹后方，对耳屏前下部，即对耳屏1区下缘处	眼病
颞	在对耳屏外侧面的中部，即对耳屏2区	偏头痛
枕	在对耳屏外侧面的后部，即对耳屏3区	头痛，头晕，哮喘，癫痫，神经衰弱
皮质下	在对耳屏内侧面，即对耳屏4区	痛证，神经衰弱，假性近视，胃溃疡，腹泻等
缘中	在对耳屏游离缘上，对屏间与轮屏切迹之中点处，即对耳屏2、3、4区交点处	遗尿等
脑干	在轮屏切迹处，即对耳屏3、4区之间	头痛，眩晕，假性近视

（七）耳甲的穴位

耳甲分为18区。耳轮脚消失处对应的耳甲部位为耳甲4区；耳轮脚下缘，外耳道口上缘到胃穴前缘3等分，依次为耳甲1区、2区、3区；胃穴后缘到耳甲与耳轮交界处3等分，为耳甲5区、6区、7区；耳甲艇后下缘为耳甲12区；耳甲腔后上缘为耳甲13区；对耳轮下脚臀穴直对的耳甲艇为耳甲10区，肝肾之间为耳甲11区；肾穴后缘为耳甲9区、8区；耳甲腔中心为耳甲15区；心穴周围为耳甲14区；心穴到外耳道口为耳甲16区；屏间切迹内缘为耳甲17区，外缘为耳甲18区。耳甲主要穴位见表6-1-6。

耳郭标志点线的设定如下。

A点：在耳轮的内缘，耳轮脚切迹至对耳轮下脚间中、上1/3交界处。

B点：耳轮脚消失处至D点连线的中、后1/3交界处。

C点：外耳道口后缘上1/4与下3/4的交界处。

D点：在耳甲内，由耳轮脚消失处向后作一水平线与对耳轮耳甲缘相交点处。

AB线：从A点向B点作一条与对耳轮耳甲艇缘弧度大体相仿的曲线。

BD线：B点与D点之间的连线。

表6-1-6　耳甲主要穴位

穴位	定位	主治
口	在耳轮脚下方前1/3处，即耳甲1区	面瘫，口腔炎，牙周炎等
食道	在耳轮脚下方前1/3处，即耳甲2区	食管炎，食管痉挛
贲门	在耳轮脚下方后1/3处，即耳甲3区	神经性呕吐
胃	在耳轮脚消失处，即耳甲4区	胃痉挛，胃炎，胃溃疡，失眠，牙痛，消化不良，恶心呕吐等

穴位	定位	主治
十二指肠	在耳轮脚及部分耳轮与AB线之间的后1/3处，即耳甲5区	十二指肠溃疡，胆囊炎等
小肠	在耳轮脚及部分耳轮与AB线之间的中1/3处，即耳甲6区	消化不良，腹痛
大肠	在耳轮脚及部分耳轮与AB线之间的前1/3处，即耳甲7区	腹泻，便秘，咳嗽等
阑尾	在小肠区与大肠区之间，即耳甲6区、7区交界处	单纯性阑尾炎，腹泻，腹痛
膀胱	在对耳轮下脚下方中部，即耳甲9区	膀胱炎，遗尿症，尿潴留，腰痛，后头痛
肾	在对耳轮下脚下方后部，即耳甲10区	腰痛，耳鸣，神经衰弱，水肿，哮喘，遗尿，月经不调
输尿管	在肾区与膀胱区之间，即耳甲9区、10区交界处	尿频、尿急
胰胆	在耳甲艇的后上部，即耳甲11区	胆囊炎，口苦，胁痛，胆道蛔虫病，偏头痛，中耳炎，耳鸣，听力减退，急性胰腺炎
肝	在耳甲艇的后下部，即耳甲12区	胁痛，眩晕，经前期紧张症，月经不调，假性近视
脾	在BD线下方，耳甲腔的后上部，即耳甲13区	腹胀，腹泻，便秘，食欲不振，水肿，痿证
心	在耳甲腔正中凹陷处，即耳甲15区	自汗盗汗，失眠
气管	在心区与外耳门之间，即耳甲16区	咳喘，急慢性咽炎
肺	在心、气管区周围处，即耳甲14区	咳喘，胸闷，声音嘶哑，痤疮，皮肤瘙痒，荨麻疹，鼻炎
三焦	在外耳门后下方，肺与内分泌区之间，即耳甲17区	便秘，腹胀，水肿，耳鸣，耳聋
内分泌	在耳屏切迹内，耳甲腔的前下部，即耳甲18区	痛经，月经不调，痤疮等

（八）耳垂的穴位

耳垂分为9区。在耳垂上线至耳垂下缘最低点之间划两条等距离平行线，于该平行线上引两条垂直等分线，将耳垂分为9个区，上部由前到后依次为耳垂1区、2区、3区；中部由前到后依次为耳垂4区、5区、6区；下部由前到后依次为耳垂7区、8区、9区。耳垂主要穴位见表6-1-7。

表6-1-7　耳垂主要穴位

穴位	定位	主治
垂前	在耳垂正面前中部，即耳垂4区	神经衰弱，牙痛
眼	在耳垂正面中央部，即耳垂5区	假性近视，目赤肿痛
内耳	在耳垂正面后中部，即耳垂6区	眩晕，耳鸣，听力减退
面颊	在耳垂正面，眼区与内耳区之间，即耳垂5区、6区交界处	周围性面瘫，三叉神经痛，痤疮
扁桃体	在耳垂正面下部，即耳垂7区、8区、9区	扁桃体炎，咽炎

（九）耳背的穴位

耳背分为5区。分别过对耳轮上、下脚分叉处耳背对应点和轮屏切迹耳背对应点作2条水平线，将耳背分为上、中、下3部，上部为耳背1区；下部为耳背5区；再将中部分为内、中、外3等份，内1/3为耳背2区，中1/3为耳背3区，外1/3为耳背4区。耳穴定位背面如图6-1-3所示，耳背主要穴位见表6-1-8。

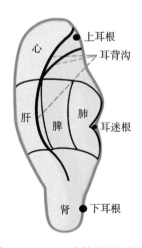

图 6-1-3　耳穴定位背面示意图

表6-1-8　耳背主要穴位

穴位	定位	主治
耳背心	在耳背上部，即耳背1区	心悸，失眠，多梦
耳背肺	在耳背中内部，即耳背2区	咳喘，皮肤瘙痒
耳背脾	在耳背中央部，即耳背3区	胃痛，消化不良，食欲不振，腹胀，腹泻
耳背肝	在耳背中外部，即耳背4区	胆囊炎，胆石症，胁痛

穴位	定位	主治
耳背肾	在耳背下部，即耳背5区	头痛，头晕，神经衰弱
耳背沟	在对耳轮沟和对耳轮上、下脚沟处	高血压，皮肤瘙痒

（十）耳根穴位

耳根主要穴位见表6-1-9。

表6-1-9　耳根主要穴位

穴位	定位	主治
上耳根	在耳郭与头部相连的最上处	鼻衄，哮喘
耳迷根	在耳轮脚沟的耳根处	胆囊炎，胆道蛔虫病，鼻塞，腹痛，腹泻
下耳根	在耳郭与头部相连的最下处	低血压，下肢瘫痪

（十一）经验耳穴

部分经验耳穴见表6-1-10。

表6-1-10　部分经验耳穴

穴位	定位	主治
降压点	在三角窝内的外上角	高血压
便秘点	在与坐骨神经、交感穴呈等边三角形的对耳轮下脚的上缘处	便秘
平喘	在对耳屏尖端向外下0.2cm处	过敏性支气管炎、支气管哮喘等
饥点	在外鼻与肾上腺连线的中点	肥胖症、神经性多食、易饥、甲状腺功能亢进等
乳腺	在胸椎与胁肋连线的中点	乳房早期发育
身心穴	在耳垂7区的中点	抑郁、焦虑、神经敏感、容易紧张等
聪明穴	与额相对应的耳背部	失眠、健忘、头晕、头昏、头重、前头痛、记忆力减退、低智儿

三、操作规程

耳穴的刺激方法很多，以儿科临床常用的耳穴压丸法为例介绍。耳穴压丸法是使用质地较硬而光滑的王不留行籽、磁珠等贴压耳穴治疗疾病的一种方法，是儿科临床中最常用的耳穴疗法。

操作前物品准备：耳穴贴、小号止血钳或镊子（用于夹耳穴贴）、75%乙醇、消毒棉签、治疗椅或床。

操作流程如下。

1.患者头部固定，充分暴露一侧耳部。

2.根据患者情况选取相关耳穴。

3.用75%乙醇擦拭耳郭相应部位，待干后再进行贴压。

4.术者一手固定耳郭，另一手用止血钳或镊子将贴有丸状物（如药籽、磁珠等）的胶布对准穴位贴压。

5.贴压后检查耳穴贴是否贴紧，并适当给予按压刺激，刺激耳穴时要在穴位处垂直逐渐施加压力，按压强度以患者具体情况而定，儿童、体弱、精神紧张者以轻度按压为宜。

6.嘱托

（1）儿童耳穴贴压2天后撕去，注意检查有无遗漏。

（2）嘱患者或患儿家长不定时按压耳贴，切勿揉搓，以免搓破皮肤造成耳郭感染，建议每天适当按压3~5次，每次2~3遍。

（3）嘱患者或患儿家长治疗后注意保持耳郭干燥、清洁，尽量防止耳穴贴湿水脱落或被患儿撕去。

（4）夏季贴压时，因天热多汗，贴压时间不宜过长。

（5）若贴压后疼痛较甚，可稍微移动贴压位置或直接撕去。

（6）少数患者贴敷后出现胶布过敏现象，嘱患者或患儿家长发现后将耳贴撕去即可；如过敏较严重者，应及时到医院处理。

（7）撕去耳穴贴时，可先用清水蘸湿，方便撕去及减少撕去胶布时的疼痛感。

四、异常情况处理

1.若贴压后耳穴贴脱落，掉入外耳道口，应及时取出，若无法取出应及时到耳鼻喉科就诊。

2.若贴压后出现局部红肿、瘙痒等过敏反应，应立即撕去耳穴贴，可外涂红霉素软膏，或口服抗过敏药物。

第二节　头针法

一、头针概述

　　头针疗法，又称头皮针疗法、颅针疗法，是根据大脑皮层功能定位的理论，在头皮划分出皮层功能相应的刺激区，在有关刺激区进行持续、快速捻针以治疗疾病的一种方法。

　　头针疗法是在传统的针灸医学理论基础上发展起来的。《素问·脉要精微论》指出："头者精明之府。"明代张介宾谓："五脏六腑之精气，皆上升于头。"说明头部与人体内的各脏腑器官的功能有着密切的关系，头为诸阳之会，手足六阳经皆上循于头面。六阴经中除手少阴经与足厥阴经直接上行头面之外，所有阴经的经别合入相表里的阳经之后均到达头面部。因此，人体的经气通过经脉、经别等联系集中于头面部。

　　经过多年的临床实践，医家对头针刺激区的定位、适应范围和刺激方法等，积累了丰富的经验，充实和发展了传统的针灸方法，并逐渐成为一些国家临床医生常用的治病方法之一。为了适应国际针灸学交流和发展的需要，中国针灸学会组织专家多次研究讨论，制定了《头皮针穴名标准化方案》。

　　头针的适用范围包括中枢神经系统疾患，如婴幼儿神经发育不全和脑瘫、脑外伤后遗症、皮质性视力障碍等；神经精神疾患，如癔症、抑郁症等；疼痛和感觉异常等疾患，如头痛、颈项痛、腰背痛、胃痛等；皮质内脏功能失调致月经不调、神经性呕吐、功能性腹痛等。

二、头针14条标准线的定位及主治

（一）额区（图6-2-1）

1.额中线（MS1）

【定位】在头前部，从督脉神庭穴向下引一直线，长1寸。

【主治】头痛、头晕、目赤肿痛、癫痫。

2.额旁1线（MS2）

【定位】在头前部，从膀胱经眉冲穴向下引一直线，长1寸。

【主治】哮喘、支气管炎、心悸等胸腔区疾患。

3.额旁2线（MS3）

【定位】在头前部，从胆经头临泣穴向下引一直线，长1寸。

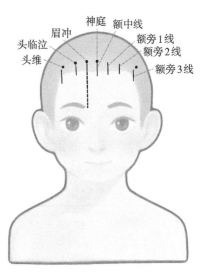

图 6-2-1　额区头针穴线示意图

【主治】急、慢性胃炎，胃、十二指肠溃疡，肝胆区疼痛等。

4.额旁3线（MS4）

【定位】在头前部，从胃经头维穴内侧0.75寸起向下引一直线，长1寸。

【主治】尿频、尿急等。

（二）顶区（图6-2-2、图6-2-3、图6-2-4）

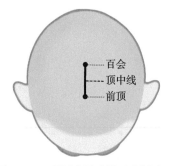

图6-2-2　顶区头针穴线示意图（1）

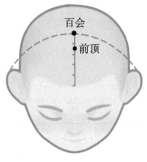

图6-2-3　顶区头针穴线示意图（2）

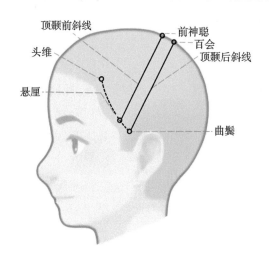

图6-2-4　顶区头针穴线示意图（3）

1.顶中线（MS5）

【定位】在头顶部，从督脉百会穴至前顶穴之段。

【主治】头痛、眩晕、昏厥、癫狂痫等。

2.顶旁1线（MS8）

【定位】在头顶部，督脉旁开1.5寸，从膀胱经通天穴向后引一直线，长1.5寸。

【主治】头痛、头晕、耳鸣、近视。

3.顶旁2线（MS9）

【定位】在头顶部，督脉旁开2.25寸，从胆经正营穴向后引一直线，长1.5寸。

【主治】头痛、偏头痛、眩晕。

4.顶颞前斜线（MS6）

【定位】在头顶、头侧部，从头部经外奇穴前神聪至颞部胆经悬厘引一斜线，并将其分为五等份。

【主治】上1/5段，治疗对侧下肢瘫痪；中2/5段，治疗对侧上肢瘫痪；下2/5段，治疗对侧面神经瘫痪、运动性失语、流口水、发音障碍。

5.顶颞后斜线（MS7）

【定位】在头顶、头侧部，顶颞前斜线之后1寸，与其平行的线，从督脉百会穴至颞部胆经曲鬓穴引一斜线，将全线分为五等份。

【主治】上1/5段，治疗对侧腰腿痛、麻木、感觉异常及后头痛、颈项痛；中2/5段，治疗对侧上肢疼痛、麻木、感觉异常；下2/5段，治疗对侧头面麻木、疼痛等。

（三）颞区（图6-2-5）

1.颞前线（MS10）

【定位】在头的颞部，从胆经颔厌穴至悬厘穴连一直线。

【主治】偏头痛，耳鸣，痫证。

2.颞后线（MS11）

【定位】在头的颞部，从胆经的率谷穴向下至曲鬓穴连一直线。

【主治】头痛，偏头痛，眩晕，小儿惊风。

（四）枕区（图6-2-6）

1.枕上正中线（MS12）

【定位】在后头部，督脉的强间穴至脑户穴的连线，长1.5寸，属督脉。

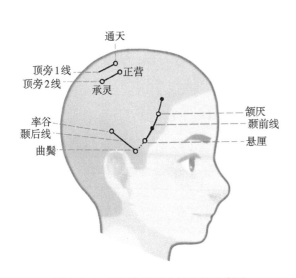

图6-2-5　顶区与颞区头针穴线示意图

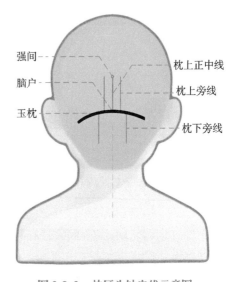

图6-2-6　枕区头针穴线示意图

【主治】眼病、腰脊痛。

2.枕上旁线（MS13）

【定位】在后头部，枕上正中线旁开0.5寸，与之平行的两条线，长1.5寸，属膀胱经。

【主治】近视、视神经炎等。

3.枕下旁线（MS14）

【定位】在后头部，膀胱经玉枕穴至天柱穴的连线，属膀胱经。

【主治】小脑疾病引起的平衡障碍、后头痛等。

三、操作规程

（一）术前准备

1.选择针具　根据刺激的头针部位的长度选择不同型号的毫针。

2.选择体位　通常情况下患者取坐位以便于针刺操作。对于初诊、精神紧张患儿，应选择卧位。

3.消毒　针刺前，术者用手拨开患儿头发，暴露头皮，充分消毒。

（二）进针方法

为减轻患儿的疼痛感，一般采用快速进针法，针尖与头皮呈15°~30°斜向快速刺入皮下，针尖刺入帽状腱膜下层后，平刺推进0.5~1.5寸，再行针。

（三）行针方法

行针主要分为捻转、提插、震颤、弹拨等方法。对于儿童的头针治疗，一般只捻转不提插，捻转法为"得气"后，术者以刺手拇指和中、示二指持住针柄，进行一前一后地来回旋转捻动，捻转角度为180°~360°，频率200次/min，持续1~2分钟，针下可有胀、麻、热等感觉，可用电针代替手捻，留针20~30分钟或速刺不留针。

（四）出针方法

术者押手固定穴线周围的皮肤，刺手持针柄捻动针身后慢慢退至皮下，拔针后用消毒棉签按压针孔1~2分钟，以防出血。

四、注意事项

1.小儿囟门未闭，不宜选用囟门周围的穴位。

2.颅骨有缺损者不宜应用头针。

3.头皮有感染、破溃、创伤、瘢痕等部位不宜针刺。

4.头针刺激较强，需预防晕针，行针强度以患儿接受为度，视具体情况决定行针方法或不行针。

5.头针出针后易出血，应用无菌棉签加力按压针孔略久。

五、焦氏头针

焦氏头针为焦顺发教授所创，是在头部特定的区域进行针刺的治疗方法，多用于脑源性疾病。针对小儿常见使用区域有运动区、感觉区、舞蹈震颤控制区、言语二区、言语三区、足运感区、视区、平衡区。运动区相当于大脑皮质中央前回在头皮上的投影。上点在前后正中线中点往后0.5cm处；下点在眉枕线和鬓角发际前缘相交处，如果鬓角不明显，可以从颧弓中点向上引垂直线，此线与眉枕线交叉处向前移0.5cm为运动区下点。上下两点之间的连线即为运动区。运动区上1/5，治疗对侧下肢及躯干部瘫痪；运动区中2/5，治疗对侧上肢瘫痪；运动区下2/5，治疗对侧中枢性面神经瘫痪，运动性失语，流涎，发音障碍等。感觉区相当于大脑皮质中央后回在头皮上的投影部位。自运动区向后移1.5cm的平行线即为感觉区。感觉区上1/5，治疗对侧腰腿感觉异常、后头部、颈项部疼痛、头鸣；感觉区中2/5，治疗对侧上肢疼痛、麻木、感觉异常；感觉区下2/5，治疗对侧面部麻木，偏头痛等。舞蹈震颤控制区是在运动区向前移1.5cm的平行线，主治舞蹈病。言语二区相当于顶叶的角回部。从顶骨结节后下方2cm处引一平行于前后正中线的直线，向下取3cm长直线，主治命名性失语。言语三区从耳尖直上1.5cm处向后引4cm长的水平线，主治感觉性失语。足运感区在前后正中线的中点旁开左右各1cm，向后引平行于正中线的3cm长的直线，主治对侧下肢瘫痪、遗尿等。视区是从枕外粗隆顶端旁开1cm处，向上引平行于前后正中线的4cm长的直线，主治皮层性视力障碍。平衡区相当于小脑半球在头皮上的投影。从枕外粗隆顶端旁开3.5cm处，向下引平行于前后正中线的4cm长的直线，主治小脑性平衡障碍。

第七章
其他特色疗法

第一节　艾灸疗法

一、概述

（一）起源

"灸"的发明是在原始人用火时的意外发现，当时原始人发现身体某部位有疼痛，在用火烧灼之后疼痛会得到不同程度的缓解，便主动、反复地用火烧灼，以治疗更多的部位病痛，这便是"灸"法最早的起源说法。

（二）发展

1973年湖南长沙马王堆三号汉墓出土的帛书《足臂十一脉灸经》《阴阳十一脉灸经》，提到了各种经脉病证以及心痛、咳血等急难病证。同时出土的《五十二病方》《脉法》中也有相关记录："久（灸）足中指""久（灸）左腑""阳上于环二寸而益为一久（灸）"。《孟子·离娄》中"今之欲王者，犹七年之病，求三年之艾也"，《庄子·盗跖》中"丘所谓无病而自灸也"也提到了灸法的应用。西晋皇甫谧编纂了《针灸甲乙经》，此书在《素问》《针经》《明堂孔穴针灸治要》三部书的基础上进行校对、汇编，书中不仅记载了针刺的方法，还对灸法的运用、禁忌，以及不良反应的出现和相关处理作出了具体的论述，其中描述多种灸法的应用病症，为灸法的发展打下基础。

东晋葛洪的《肘后备急方》中也对猝死、霍乱吐利等急重症也采用了灸法的治疗；相传女名医鲍姑擅长用灸法治疗各种疾病，尤其是用灸法治疗赘疣。

唐朝以后，出现了两位极其推崇灸法的医家，分别是孙思邈和王焘。孙思邈在《备急千金要方》的条文中描述了灸法治疗内、外、妇、儿等诸疾病，且丰富和完善了灸法的种类，如隔蒜灸、豆豉灸、隔盐灸、黄蜡灸等。王焘在《外台秘要》中专设一章"明堂灸法"，通篇只对灸法进行讨论，包括施灸方法、注意事项、各种疑难杂症的治疗。

宋朝以后，涌现出的众多名著都有对灸法的描述，如《太平圣惠方》《普济本事方》《扁鹊心书》《备急灸法》等，对灸法的研究、发展都起到极大的推动作用。

中华人民共和国成立以后，随着科技发展和现代研究的不断完善，出现了光灸、电热灸、冷冻灸等一批新式灸法，诸多研究课题均被列入国家973科研项目，越来越多的医学工作者投入灸法的研究中。

二、操作方法

（一）艾灸的特点

艾灸是通过点燃艾条或艾炷，借其点燃后发挥的热力给人体穴位或者患处皮肤进行熏热或者烧灼，利用经络腧穴的整体作用，温阳扶正，通经祛邪，以达到治病、防病效果的一种方法。操作简便、适应证多，因此有"灸治百病"的说法，而因为其主要有温热作用，因此对虚、寒等病症有良好的温阳、升提、补益的作用。

（二）艾灸材料介绍

1.艾叶

艾叶叫艾草，又名香艾、蕲艾、艾蒿，古代称之为医草、灸草、黄草等，为菊科植物艾的干燥叶。艾叶像纸一样薄，叶子上有灰白色短绒毛覆盖，每裂片上有3枚左右的小裂齿，裂片呈卵形或者披针形状。在我国大多地区均可见，以湖北荆州所产的艾叶叶厚、绒多、挥发油含量高，燃烧热量多被认为最佳，如《本草纲目》中认为：近代唯汤阳者谓之北艾，四明者谓之海艾，自成化以来，则以蕲州（蕲春旧称）者为胜，用充方物，天下重之，谓之蕲艾。

2.艾绒、艾炷、艾条

（1）艾绒：艾叶经反复捣碎、除梗、筛除杂质而成的棉绒状艾制品。可根据不同施灸方法揉捏成不同形状的艾炷，有利于燃烧和热量渗透。艾绒质量与艾叶有很大影响，艾叶存放时间长、品质好、干燥、杂质少，做出的艾绒质量高，疗效好，优质艾绒燃烧起来气味芬芳、热量持续且均匀渗透；反之劣质的艾叶有着燃烧起来热量不集中、容易发生爆裂、气味冲等缺点。如同《本草纲目》里说：凡用艾叶，须用陈久者，治令软细，谓之熟艾；若生艾，灸火则易伤人肌脉。艾绒在制作后须在干燥、密闭环境中储藏，且定时在天气晴朗时重复暴晒，起防潮、防虫、防霉的作用。

（2）艾炷：艾炷为艾绒经揉捏或模具挤压后形成的圆锥体，古代称点燃一个艾炷并待其烧尽为一壮。古代艾炷的规格用物品比喻大小，最小如米粒，最大如鸡蛋。常用麦粒、黄豆、蚕豆形容其规格。麦粒大、黄豆大、蚕豆大的艾炷底部直径和高度分别约为3mm、5mm、10mm。为方便临床使用，现代临床运用的艾炷为圆锥体，直径约为15mm、长度约为25mm。

（3）艾条：为艾绒用桑皮纸或绵纸包裹后制成的圆柱体长条，一般长20cm，直径约1.5cm，根据是否内含药物分为纯（清）艾条和药艾条。药艾条可根据不同病症在艾绒中加入其他药粉（如肉桂、干姜、白芷、细辛等），主要分为3种，即普通药艾条、太乙针、雷火针。

三、艾灸方法

灸法种类丰富，此处主要讲述艾灸方法的分类，即主要运用艾为施灸材料的方法。根据操作方法的不同，主要分为艾炷灸、艾条灸、温针灸。

（一）艾炷灸

根据是否接触皮肤分为直接灸和间接灸。

1.直接灸　分为瘢痕灸和非瘢痕灸。其中瘢痕灸是把艾炷直接放置皮肤上点燃，直至艾炷完全燃烧，使局部组织灼伤，产生无菌性化脓的灸法，由于此法治疗后局部留疤，且治疗过程疼痛难忍，少有开展。非瘢痕灸是把艾炷放置在治疗部位的皮肤上，不等艾炷烧灼皮肤，随即用镊子或者止血钳取走艾炷，并更换、点上新艾炷，直至灸完所需的壮数的灸法，一般单个部位壮数为3~7壮，以局部皮肤潮红温热为度。

2.间接灸　又名隔物灸，先在治疗皮肤上放置材料（如盐、生姜片、附子饼等）后，放上艾炷并点燃，待不能承受热力或艾炷完全燃烧后取走艾炷的灸法，每次重复5~9次或直至局部皮肤潮红为止，常见有隔盐灸、隔姜灸、隔蒜灸、隔药物饼灸。

（1）隔盐灸：多用于脐部施灸，取适量食盐均匀填充脐部，再在盐上放置艾炷，待其燃尽后更换新艾炷或不能忍受热量时及时取走，更换艾炷。本法有回阳救逆等作用，常用于治疗腹痛、泄泻、虚脱等证，也可用于强身、保健。

（2）隔姜灸：取2~3mm厚姜片，大小约1元硬币大小，并在上面戳若干小孔后放置在治疗腧穴或者部位上，放上点燃的艾炷，待患者不能忍受灼热或艾炷烧尽后，取走艾灰或者姜片，重复上述动作至壮数足够或局部皮肤潮红温热，一般艾灸5~7壮。本法具有散寒、解表、温中的作用，适合风寒咳嗽、腹泻、腹痛、呕吐，对风寒湿痹、面神经炎有很好疗效。

（3）隔蒜灸：取2~3mm厚蒜片，并在上面用牙签或者针穿刺若干小孔后放置在治疗腧穴或者部位上，在蒜片上放置点燃的艾炷，待患者不能忍受灼热或艾炷烧尽后，取走艾灰或者蒜片；也可将蒜捣碎如泥，敷在患处，再放置艾炷点燃后施灸。重复上述动作至壮数足够或局部皮肤潮红温热，一般艾灸5~7壮。本法具有消痈、散结、止痛的作用，适用于疮肿、瘰疬、神经性皮炎、关节炎等病证。

（4）隔药物饼灸：本法以隔附子饼最为常见，具体为将附子研末加黄酒调和风干成圆饼，直径1~3cm，厚度为0.3~0.5cm，治疗前先在饼上戳若干小孔，放置在腧穴或治疗部位，在饼上放置点燃的艾炷，待艾炷燃尽或患者不能耐受热度即取出，更换新附子饼和艾炷，每部位灸5~9壮。因附子药性辛温，有着补火助阳的功效，因而隔附子饼灸在治疗各种气虚、阳虚病证中运用广泛，如遗尿等。

（二）艾条灸

根据用法分为悬灸和实按灸。

1.悬灸 为把点燃的艾条悬置于治疗部位上的一种灸法，一般艾火一端距离皮肤3～5cm，单个部位悬灸时间10～20分钟，以局部皮肤潮红充满红晕为度。根据手法不同又分为3种，分别是温和灸、雀啄灸和回旋灸。

（1）温和灸：即把艾条点燃一端悬于皮肤上方，根据局部耐受程度调整艾条与皮肤的距离，固定距离后进行施灸，医者可在治疗部位上放置自己的示、中二指以感受具体热度，适当调整施灸距离，防止热度不够或烫伤。本法可用于灸法的全部适应证。

（2）雀啄灸：施灸时在治疗距离有上下来回，如同鸟啄食物一般，医者以手持艾条的手腕为指点，反复来回摆动艾条。

（3）回旋灸：施灸时保持艾火与皮肤的距离大致相同，以治疗部位为圆心反复画圆进行施灸，此法适用于治疗部位面积较大的情况。

2.实按灸 施灸前，先在治疗部位铺垫数层纱布或者棉纸，再把点燃的艾条一端趁热按在治疗部位上1～2秒，直至患者不能忍受随即提起艾条，待温热感减弱后再次按压、提起，重复上述动作7～9次。此法适用于痿证、痹证。

（三）温针灸

温针灸是针刺和艾灸结合的一种方法，即在患者腧穴上针刺得气后，再于针柄上套上一段艾炷并点燃，待其完全烧尽后，除去艾灰、再拔针。为防止过热或者烫伤，可在皮肤上先放置1～2层纸片，治疗过程中嘱咐患者尽量不要挪动身体，避免艾灰松脱造成烫伤。

四、适应证与禁忌证

（一）适应证

1.肺系疾病 咳嗽、肺炎喘嗽、鼻渊、鼻衄、反复呼吸道感染等。
2.脾系疾病 厌食、积滞、消化不良、腹痛、泄泻、呕吐等。
3.肾系疾病 遗尿、癃闭、水肿、多尿等。
4.妇科疾病 痛经、月经不调等。
5.其他疾病 面瘫、失眠、肥胖症、自汗、多汗等。

（二）禁忌证

1.未进食或饥饿疲劳、精神紧张、大量出汗后的患者。
2.对艾灸热度耐受度差或者对烧艾气味感到不适者的患者。
3.凝血功能异常或有出血倾向疾病（白血病、血友病等）的患者。

4.施灸部位皮肤有感染、溃疡、瘢痕、肿瘤、对温度不敏感者。

5.面部五官处或者温热性疾病者慎用。

（三）艾灸异常情况处理

1.晕灸

多是由于患者体质虚弱，精神紧张，疲劳，饥饿，大汗大泻等，体位不当，艾灸刺激量过大等引起的突发晕厥的现象。主要表现为身疲乏力，面色苍白，恶心呕吐，四肢发冷等晕厥症状。

处理：停止艾灸治疗，然后嘱咐患者平躺在床上，并注意保暖。一般轻者休息片刻或补充糖水后可缓解，而重者可选用针刺人中、内关等穴醒脑开窍，如出现休克等危险症候要及时采取急救措施，并到急诊科协诊。

2.局部皮肤出现烫伤、水疱

处理：小水疱可无须特殊处理，可让其自行吸收；水疱过大建议到急诊处理，挑破，进行消毒和包扎伤口，防止感染。

五、艾灸疗法注意事项

1.根据患者病情、年龄及治疗部位摆放好体位，以保证治疗过程中的舒适性及医生方便操作。

2.施灸顺序一般先灸头面、再灸四肢；先灸上部肢体，再灸下部肢体；先灸肩背腰部，再灸胸腹部。

3.艾灸后局部皮肤出现潮红、皮肤温度温热属正常反应，注意保暖、避风即可，若灼热感明显，可在局部皮肤外涂万花油。

4.艾灸疗法治疗中人体吸收热量多，消耗水分也多，建议治疗后多饮用温水，不建议进行剧烈活动。

5.艾灸治疗过程中应保持室内良好通风。施灸时注意艾灰掉落及时清理，避免烧灼衣物、床单；治疗后注意灭火，点燃的艾炷应充分泡水灭火后再弃置。

第二节 香佩疗法

一、概述

（一）起源

据《礼记》中描述："男女未冠笄者……皆佩容臭。"香佩疗法属于中医外治法中极具特色的一种疗法，是将芳香药末装入特制布袋中佩挂身上，借中药气味挥发，吸入人体以起到防治疾病作用的方法。香文化在中国发展历史悠久，而香囊作为香文化的重要组成部分，糅合了众多传统文化信息，种类繁多。香囊由佩囊发展而来，佩囊为古代人用于携带细小物品的布袋，由于古人衣服上没有口袋，因此随身携带的钥匙、钱币、印章、首饰等需要一个布袋装起来，也因为常将此布袋佩在腰间，因而称这布袋为"佩囊"或者"荷囊"。香佩则是因为在囊袋中放入香料而闻名。

（二）发展

在春秋战国时期，古代人民佩戴香囊风俗日盛，屈原在《离骚》中写道："扈江离与辟芷兮，纫秋兰以为佩。"表示在当时已将江离、辟芷、秋兰等香草制作成香囊，作为日常饰品的一种。随着工艺发展和文化流行，唐代已把香囊做得便于携带和做工精致，既佩戴在身，也悬挂在车辇上，更在祭祀时佩戴在身以示尊敬。白居易曾描述道："拂胸轻粉絮，暖手小香囊。"后来，更是发展出各种不同的囊袋的种类，如玉镂雕、金累丝、银累丝等，在形状上也有圆形、方形、葫芦形、桃形等。直到近代，香囊在部分民间地区会作为端午节的赠礼，有祈福祝愿的功能。

二、操作方法

（一）香佩材料介绍

主要材料以芳香类中药为主，根据功能不同可分为以下几种。

1.芳香化湿类　藿香、佩兰、苍术、草果、砂仁等。

2.芳香行气类　沉香、木香、陈皮、佛手等。

3.芳香开窍类　如冰片、麝香、石菖蒲等。

4.芳香疏散类　香薷、薄荷、紫苏叶、白芷、菊花、辛夷、丁香、桂枝等。

（二）香囊的制作

1.根据需要，选择合适的中药，按照一定比例，放置在打粉机或粉碎机中，充分粉碎。

2.取适量药粉，20～30g填充到玉米袋中，再绑好袋口以防洒漏，再把药包放进外香囊布袋中，绑紧袋口系绳。根据需要放置在不同地方。

（三）香囊使用方法

①中药香囊可随身携带，晚上睡觉时放置于枕头旁边，也可放置桌前、车内等经常活动的范围内，也可放置在衣柜中熏蒸衣物。

②建议每1～2周更换一次药芯。

③建议连续使用2～3个月。

三、适应证与禁忌证

（一）适应证

1.常见疾病感冒、反复呼吸道感染、鼻衄、鼻渊等。
2.保健作用安神助眠、预防蚊虫叮咬、缓解焦虑和抑郁等。

（二）禁忌证

1.对香囊的药物成分过敏者。
2.患有急性喘息性支气管炎、哮喘等严重过敏性疾病的患者，发作期慎用香囊。

（三）香囊使用异常情况处理

患儿误服：一般情况下香囊内药物为芳香草药，无明显毒性。
处理：建议到医院急诊就诊。

四、香佩疗法注意事项

1.香囊使用仅为外用，注意慎防小儿拆开包装误服或误吸包装内药粉。
2.香囊药物剂量不宜过大，防止气味太浓引起头晕、恶心等不适，注意纱布不能太密或太疏漏，以免影响香味散发或引起洒漏。
3.使用时注意香囊防水、防潮，以免引起变质。

第三节　足浴疗法

一、概述

中药足浴疗法是在中医辨证理论指导下，将一定比例的中药经过水煮后煮出药液，然后用于浸泡、洗浴足部，有通经活络、促进气血运行的作用，根据不同中药搭配，起到通窍、解表、利水等效果。

《五十二病方》中记载有治疗小腿挫伤的足浴方法，是将中药煎煮成药液倒入盆中，里面放着可以滚动的木踏板，患者将足部放入汤药中洗浴、浸泡、熏蒸时踩动木踏板，便可通过踏板的滚动来按摩足底，并可随时增加热水，使药液始终保持有效的温度。《黄帝内经》早有如下描述："其有邪者，渍形以为汗，其在皮者，汗而发之。"表明古代即有用药液浸泡用于治病的方法。

根据经络分布可知，足三阴经、足三阳经在足部交接，也有着各经络所联络的皮部，足部皮肤也具有吸收药物成分的作用，在温水的作用下使足部皮肤毛孔打开，从而增强皮部、经络对药液中的药物吸收，并传输到全身脏腑，起到提高机体免疫力、平衡阴阳的作用，药物经毛孔直接吸收，也能一定程度上减少胃肠道刺激，保护脾胃。

二、居家足浴的操作流程

（一）足浴过程

把中药材放置在陶瓷锅或砂锅中，加3~5升水，浸泡30分钟，再开火煮10~20分钟后，将药液滤出在桶中，随后待水温降到36~40℃即可放入双足浸泡，温度以患者耐受、感觉温热舒适为度，切勿太热或太凉。足浴过程大概10~15分钟。

（二）异常情况处理和预防

1.头晕头痛
表现：患者突然头晕头痛、出冷汗、精神疲惫、面色苍白、恶心欲呕、心慌。
处理：立即停止足浴治疗，去枕平卧，注意保暖，轻者在饮温开水或糖水后即可恢复正常。
2.足部皮肤出现潮红、瘙痒或疼痛
表现：足浴部位出现潮红、灼热感、疼痛、瘙痒等。
处理：沐足后皮肤温度上升，皮肤充血则出现皮肤潮红，无须特殊处理。若瘙痒、灼热感明显，则停止足浴，用凉水冲洗局部皮肤；瘙痒明显者可能存在过敏情况，可外涂少量保湿膏或口服抗组胺药物。

三、适应证与禁忌证

（一）适应证

1.肺系疾病　咳嗽、感冒、鼻渊、鼻鼽、反复呼吸道感染等。
2.脾系疾病　积滞、厌食、消化不良等。
3.心肝系疾病　汗证、睡眠障碍等。
4.肾系疾病　遗尿，水肿，生长发育迟缓等。

（二）禁忌证

1.血友病、血小板减少性紫癜、白血病等有急性出血倾向或凝血功能异常者。

2.局部皮肤有破损、溃疡、瘢痕、肿胀的位置。

3.过饥或过饱，过度激动、紧张或疲乏者。

4.对足浴中药物成分过敏者。

5. 对温度感觉不敏感者不宜使用。

四、注意事项

1. 足浴前先用温水和肥皂清除足部污垢。
2. 不宜过饥过饱，建议饭后1小时后。
3. 水温尽量控制在36~40℃或者以小儿耐受为度，每次控制好足浴时间，每次10~15分钟。过程中可适量增添少量热水，保持恒温。
4. 足浴后擦干足部，注意保暖，避免吹风。

第四节　拔罐疗法

一、概述

拔罐疗法古称角法，又名火罐气、吸筒疗法，是以罐为工具，利用燃烧排除罐内空气，造成负压，使之吸附于腧穴或治疗部位的体表皮肤，产生负压，令局部的皮肤充血、瘀血，以达到防治疾病的目的。拔罐疗法具有逐寒祛湿、疏通经络、祛除瘀滞等作用，能够调整人体的阴阳平衡、解除疲劳、增强体质。

拔罐疗法常分为留罐法、闪罐法、走罐法，留罐治疗在儿科病中较为常用，因此本章节主要讲述留罐内容。

拔罐疗法最早常用于外科痈肿，起初并不是用罐，而是用磨有小孔的牛角筒，罩在患部助于排吸脓血，因此古籍中又取名为"角法"。后续随着年代和技术发展，有陶罐、竹罐等罐具，到现代的抽气罐、磁疗罐、远红外罐等，应用疾病范围也扩展到内科、妇科、儿科、皮肤科等。

二、拔罐的操作流程

（一）操作准备

1. **选择罐具**　选用玻璃罐，根据患者年龄大小、治疗部位选取合适的罐具以更好地起到治疗效果。6个月~3岁选用0号罐（罐口直径约25mm）；3~10岁选用1号罐（罐口直径约32mm）；10岁以上选用2号罐（罐口直径约35mm）。成人可选用4或5号罐（罐口直径45~55mm）。

2. **体位摆放**　常为坐位、俯卧位、仰卧位。

3.留罐时间　如表7-4-1所示。

表7-4-1　留罐时间

年龄	背部留罐时间	腹部留罐时间
6个月~1岁	1分钟	1分钟
1~3岁	每增加1岁加1分钟，最多不超过10分钟	2分钟
3~5岁		3分钟
5岁及以上		5分钟

（二）操作流程

1.指导患者摆放好合适体位，帮助患者充分暴露治疗部分皮肤。

2.用止血钳夹取棉球，浸泡至95%乙醇中，取出后适当挤压去掉多余乙醇，使棉球保持湿润而不滴漏乙醇；确认火罐罐体是否有开裂、罐口是否平整光滑无破损；点燃棉球后再次向地面轻轻甩动确认无乙醇流下。

3.一手持罐，一手持点燃的棉球，迅速将棉球伸进罐内约1/2处后抽出（可在罐内旋转1-2圈，注意不可触碰罐壁或罐口），将罐对准治疗部位扣在相应皮肤上，并用手轻拽罐体，检查罐是否吸附牢固。

4.待全部罐具吸附稳妥，帮患者做好保暖后，吹灭棉球。

5.记录拔罐时间，以便起罐。

6.起罐时，应一手持罐，一手轻压罐口皮肤，使空气进入罐内，罐则自然脱落，清点并整理好罐具；嘱患者治疗部位处应做好保暖，避免吹风、碰水；建议治疗后3小时后再洗澡。

三、适应证与禁忌证

（一）适应证

1.肺系疾病　咳嗽、感冒、肺炎喘嗽、哮喘、反复呼吸道感染等。
2.脾系疾病　疳证、厌食、积食、腹痛、泄泻、呕吐等。
3.运动系统疾病　关节炎、筋膜炎、肌肉劳损、落枕等。
4.其他疾病　遗尿、尿频、头痛、抽动症、多动症、周围性面神经炎、荨麻疹。

（二）禁忌证

1.血友病、血小板减少性紫癜、白血病及有急性出血倾向者、凝血功能障碍者。
2.麻疹、手足口病、水痘等传染病患者。
3.惊厥、精神分裂患者等不合作者。

4.皮肤表面破损、瘢痕、高度水肿、明显皮疹部位，皮肤肿瘤（肿块）位。

5.心尖区、体表大动脉搏动、五官处部位等。

6.过饥、过饱、疲劳、精神紧张、过度消瘦者。

四、拔罐的异常情况处理和预防

（一）异常情况

1.晕罐　患者精神紧张、体质虚弱、饥饿、疲劳、大汗、大出血后，或体位不当，或罐具吸附力太大。

表现：患者突然出现精神疲倦、头晕目眩、面色苍白、恶心欲呕、多汗、心慌、四肢发冷、血压下降、脉象沉细或神志昏迷、仆倒在地、唇甲青紫、二便失禁、脉弱。

处理：立即将全部罐起开，帮助患者去枕平卧，注意保暖，轻者在饮温开水或糖水后即可恢复正常。

2.局部有水疱　拔罐时间太长；拔罐力度太大；患者局部皮肤较薄弱；罐体内可能有点燃的乙醇流到皮肤上。

表现：拔罐部位见散在或较大水疱，伴或不伴明显灼热感、疼痛、瘙痒。

处理：1～3mm直径小水疱无须特殊处理，可自行吸收，或在上方涂少量万花油或者安尔碘有助吸收；水疱直径在3mm以上的，建议到外科刺破放水，做好消毒包扎，避免感染。

（二）注意事项

1.拔罐操作全过程应做好保暖。拔罐时均要在脱衣服后，才能治疗，因此治疗时应避免有风直吹，防止受凉。

2.操作时注意用火安全，避免将燃烧的乙醇滴落在患者的身上，造成烧烫伤。

3.心前区、皮肤细嫩处、皮肤破损处、皮肤瘢痕处、乳头、骨突出处等位置均不宜拔罐。

4.同一部位不能天天拔罐。应在罐印大致消退后再进行下一次拔罐治疗。

5.在给患者拔罐时，应密切观察患者的情况，如有晕罐等情况，应及时处理。

（三）闪罐法与走罐法

1.闪罐法　闪罐法即将罐吸附于治疗部位后，随即取下，再次吸拔，反复至局部皮肤潮红为度，闪罐法不留罐印，常用于拔罐部位不平稳容易掉落，患者不想在皮肤留下罐印，如额面、关节附近。用于治疗面瘫（面神经炎）、风湿痹痛、肌肉痿弱等病证。本法要求动作迅速且准确。

2.走罐法　走罐法，又叫推罐法、拉罐法，先在拔罐部位涂上适量润滑剂（如万花油、凡士林），用玻璃罐口均匀涂抹润滑剂后，吸附罐具，用手握罐体并沿肌肉或经络走向来回拉动，直至皮肤潮红或紫红。由于本法治疗时容易引起疼痛，考虑用火安全，小儿行走罐疗法时可选用蜜芽罐作为走罐罐具，蜜芽罐为硅胶罐，通过拇示二指捏住蜜芽罐排掉罐内多余空气，然后紧贴润滑后的皮肤，形成负压吸附皮肤后，拉动罐具至皮肤潮红、出痧，操作简便、更为安全。

本法适用于病变范围较广、肌肉丰厚的部位，可用于急性热病（如发热、外感）、风湿痹证、筋膜炎等。

常用走罐路径以解表三线为例介绍。解表三线常用于儿童外感咳嗽、发热、流涕等肺系疾病（图7-4-1）。

第一线：风府（在颈后部，枕外隆凸直下，两侧斜方肌之间凹陷中）—身柱（在背部，第3胸椎棘突下凹陷中，后正中线上）

第二线（双侧）：风池（在项部，枕骨之下，胸锁乳突肌上端与斜方肌上端之间的凹陷）—肩井（在颈后部，第7颈椎棘突与肩峰最外侧点连线的中点）

第三线（双侧）：肩井（在颈后部，第7颈椎棘突与肩峰最外侧点连线的中点）—肺俞（在背部，第3胸椎棘突下，后正中线旁开1.5寸）

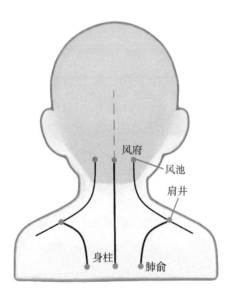

图7-4-1 解表三线示意图

第五节 穴位贴敷疗法

穴位贴敷疗法是指在特定穴位皮肤表面贴敷药帖，通过皮肤吸收药帖中的药物成分，刺激穴位而起相应穴位治疗作用的疗法。该疗法可以起激发经络经气，通经活络，发挥穴位调衡脏腑等作用。现代药理学认为，药帖贴敷在皮肤上可让药物进入体循环，产生局部或全身的治疗作用，提高人体免疫力，促进炎症吸收，缩短病程。本法操作具有无疼痛、简便、安全的特点，对于儿童患者尤其合适。

一、贴敷药物

凡是临床上有效的汤剂、丸剂，一般都可以煎膏或研末用于穴位贴敷。

（一）药物选择

吴师机在《理瀹骈文》中指出："外治之理即内治之理，外治之药亦即内治之药，所异者，法耳。"说明外治和内治仅方法不同，而治疗方法是一致的。与内服药物相比，贴敷用药的选择有以下3个特点。

1.应用通经走窜、开窍活络之品　《理瀹骈文》认为，膏中用药，必得温经走络、开窍透骨、拔毒外出之品为引，如姜、葱、白芥子、花椒等，要不可少，不独冰、麝也。常用的药物有冰片、麝香、丁香、白芥子、乳香、没药、细辛、姜、葱、蒜等。

2.多选用气味醇厚之品　如生南星、生半夏、川乌、草乌、巴豆、斑蝥、附子等。

3.选择适当溶剂调和敷贴药物或煎膏　不同的溶剂，治疗效果不同，常用的溶剂有水、醋、酒、姜汁、蜂蜜、凡士林等。如醋调贴敷药，可起解毒、敛疮、化瘀的作用，虽用药猛，可缓其性；酒调贴敷药，则有行气、活血、通络、止痛的作用，虽用药缓，可激其性；油调贴敷药，又可润肤生肌。

（二）常用剂型

1.丸剂将药物研成细末，用水或药汁等拌和均匀，制成圆形大小不一的药丸。

2.散剂又称粉剂，将一种或多种药物研成细末，混匀而制成的粉状药剂。

3.糊剂将药物研成细末，使用水、醋、酒、姜汁、蜂蜜等，调成糊状。

4.膏剂将所选药物制成半固体的外贴膏药或者软膏。

5.饼剂将药物研成细末，用适量水搅拌均匀，制成大小不等的药饼。

二、操作方法

（一）选穴处方

穴位贴敷疗法是以脏腑经络学说为基础，通过辨证选取贴敷的腧穴。选穴力求少而精，有以下4个选穴原则。

1.选择病变局部的腧穴贴敷药物，如敷贴大椎穴治疗落枕。

2.选择阿是穴贴敷药物，如取压痛点敷贴药物。

3.选用经验穴贴敷药物，如吴茱萸贴敷涌泉穴治疗小儿流涎。

4.选用常用腧穴，如神阙、涌泉、天突等儿童常用腧穴。

（二）贴敷方法

根据所选穴位，选取合适体位，使药物能够贴敷牢固。贴敷药物之前，局部皮肤可用温水清洁干净，或者用75%乙醇擦净，用皮肤标记笔标记穴位，然后贴药。也有使用助渗剂者，在贴敷前先在穴位上涂助渗剂或将药物与助渗剂调和后再用。对于所贴敷的药物，无论何种剂型，均应固定好，避免移位或脱落，可用胶布辅助固定。目前儿童常用的穴位贴敷制剂，均有特制的敷料，贴敷便利，不易脱落。

如需换药，可用消毒干棉球蘸温水、各种植物油或液状石蜡轻轻擦去粘在皮肤上的药物，擦干后再敷药。一般情况下，刺激性小的药物，每隔1~3天换药一次；不需溶剂调和的药物，可适当延长时间，5~7天换药一次；刺激性大的药物，视患儿反应及发疱程度确定贴敷时间，数分钟至数小时不等；如需再贴敷，则需局部皮肤无红肿皮损再贴敷，或者改用其他部位的有效穴位贴敷。

三、适应范围

1.肺系疾病　咳嗽、哮喘、感冒、鼻病、喉痹、乳蛾、肺炎喘嗽等。

2.脾系疾病　疳证、厌食、腹痛、泄泻、呕吐、便秘等。

3.其他病证　治未病体质调理、面神经炎、夜啼、痹证等。

四、注意事项

1.儿童皮肤娇嫩，应避免刺激性强、毒性大的药物。

2.胶布过敏者，可用无纺布制品或用绷带固定敷贴药物。

3.若患者贴敷局部出汗多，应擦拭干爽后再行贴敷，避免脱落。

4.撕开药帖时，应一手拉着药帖边缘，一手压着皮肤，缓慢、轻柔撕下，撕前可涂适量润肤油或清水，待湿润后再撕开。

5.对于残留在皮肤上的药物，不宜用刺激性物品擦洗。

第三部分　小儿推拿

第八章
小儿推拿总论

第一节　小儿推拿的起源和发展

小儿推拿是在中医学基本理论和临床知识指导下，研究运用推拿手法作用于小儿体表的特定部位（穴位），治疗小儿疾病或用于小儿保健的一门学科，是中医推拿学的重要组成部分。

推拿是人类最古老的一种医疗与养生保健方法之一，起源于远古时代，河南洛阳一带是我国古代推拿术的发祥地。殷商时期甲骨文就有运用按摩治疗疾病和按摩师的记载。马王堆汉墓出土的《五十二病方》中记载了运用推拿治疗小儿疾病，那时已有了推拿手法、介质和按摩工具的介绍，并广泛用于保健和治疗。

春秋战国至秦汉时期，有了最早的儿科医生和儿科病历。据《史记·扁鹊仓公列传》记载："扁鹊名闻天下……来入咸阳，闻秦人爱小儿，即为小儿医""齐王中子诸婴小子病召臣意，诊其脉，告曰：'气鬲病，使人烦懑，食不下，时呕沫，病得之少忧，数忔食饮。'"《黄帝内经》散在记载了小儿推拿和有关工具，如"九针"中的"圆针"等。汉代张仲景首次提出"膏摩"一词。

魏晋时期，推拿进入快速发展时期，晋代葛洪系统论述了膏摩，其著《肘后备急方》中推拿不仅用于治疗慢性病和广泛养生保健，同时也作为急救措施应用于临床急症，详细记载运用推拿手法救治急危病证，首创并指出了捏脊法的要领，至今沿用。

隋唐时期，按摩疗法颇受重视，成立独立的按摩学科，将按摩医生按等级分为按摩博士、按摩师、按摩工。隋唐时期将小儿推拿与成人推拿分开，专论小儿诸病。唐代孙思邈注重日常保健，将膏摩列为小儿保健常用方法，著《备急千金要方》，其中记载了42式"老子按摩法"，首次列妇人、少小婴孺诸病专篇。王焘《外台秘要》汇集多部医籍的推拿内容，总结了晋唐时期的经验并加以完善。蔺道人《理伤续断方》将推拿用于治疗骨伤疾病，开创先例。

宋金元时期，推拿在隋唐的基础上，有了进一步的发展，主要表现在对推拿的理论进行全面总结。宋代《颅囟经》是我国最早的一部儿科专著。在其影响下，钱乙著成《小儿药证直诀》，创立了脏腑辨证，不仅成为认识儿科疾病的指导思想和方法论，成为中医辨证方法的重要内容，更为小儿推拿学的形成和发展奠定了基础。张杲《医说》运用推拿手法治疗骨折恢复期后脚挛缩，丰富了推拿手法在骨伤科疾病的运用。

明清时期，小儿推拿发展得到了空前进步，小儿推拿自成体系，形成独立的学术理论体系。明代《保婴神术按摩经》是我国现存最早的小儿推拿专著，创小儿推拿八法。明末清初，"推拿一道，古曰按摩，按摩一法，北人常用之，……南人专以小儿，名曰推拿，推拿者即按摩之异名也"，"按摩"名称逐渐被"推拿"取代，按摩改称为推拿是推拿史上一个极为重要的里程碑。龚云林《小儿推拿方脉活婴秘旨全书》，奠定了小儿推拿八法，为历代小儿推拿医家所推崇。这时期推拿专著辈出，如《小儿推拿秘诀》《袖珍小儿方论》《保婴神术按摩经》《厘正按摩要术》《小儿推拿广意》《幼科推拿秘书》等反映了此时小儿推拿发展概况和所处地位，也肯定了推拿疗法的医疗学科价值。明清时期小儿推拿的专著中，除了对小儿生理、病理、疾病诊断、小儿推拿特定穴及手法等有较多论述外，相关歌赋亦不少见。小儿推拿流传至今，并得到广泛应用，与这一时期的学术发展水平密不可分。

民国时期，中医学发展陷入前所未有的困境，但由于小儿推拿疗效独特，所以在民间仍得到广泛流传，仍有不少小儿推拿著作问世。李学川《针灸逢源》完整归纳出361个穴位。

中华人民共和国成立后，党中央有相关鼓励政策落实，推拿疗法获得新生。小儿推拿在临床和学术方面均得到了极大的发展。同时中医推拿也引起了国际的注意，进而使小儿推拿得到了广泛的宣传和普及。随着时代的发展，小儿推拿这一古老又新兴的学科，必将继续为人类健康和医疗保健事业作出更大的贡献。

第二节　小儿推拿的流派

小儿推拿六大流派包括小儿推拿三字经流派（李德修推拿流派）、孙重三小儿推拿流派、张汉臣小儿推拿流派、冯氏小儿捏脊（积）流派、海派儿科推拿流派以及刘开运小儿推拿流派。

一、小儿推拿三字经流派（李德修推拿流派）

三字经推拿流派创建于1877年，以清代徐谦光代表作《推拿三字经》形成为标志。代表性传承人有李德修、赵鉴秋等。该流派主要的学术特点是：偏重望诊及五脏辨证，治疗取穴以五行生克为原则，善用独穴治急症，推拿手法简单，取穴少而每穴操作时间长等。代表性著作有《推拿三字经》（徐谦光）、《小儿推拿三字经》（李德修）、《李德修小儿推拿技法》（王蕴华）、《幼科推拿三字经派求真》（赵鉴秋）、《英汉对照三字经流派小儿推拿》（葛湄菲）。

该流派重视固护后天脾胃，若中焦有病，脾经多补、久补。虚证补，实证亦补（配合清胃经）。但肺经、肾经则很少补，若肺虚补脾经，补土生金，肾虚补脾经，后天养先天。该流派认为气血不和为病之根。气血受血脉约束并调节。"百脉皆汇于两掌"，欲调小儿血脉，两掌为先。故三字经流派推拿法多用上肢穴位。推崇根据主诉运用穴位，有是证用是穴，并以此穴为君，久推、先推。在取穴方面，李德修主张不分男女，一律只在左手取穴。三字经小儿推拿部分特定穴与其他流派或针灸学上不同。如四横纹的位置是 2～5 指掌指关节横纹，操作时来回推，称推四横纹；胃经的位置在第 1 掌骨桡侧缘赤白肉际处；列缺的位置在腕关节桡侧凹陷内。在操作方面，三字经流派脾经、肝经、心经、肺经、肾经均为线性穴位，从指尖推向指根为补（向心为补），从指根推向指尖为清（离心为清）。

二、孙重三小儿推拿流派

孙重三流派以其创始人孙重三为代表。代表性传承人有毕永升、张素芳。该流派主要的学术特点是：重视脏腑辨证，取穴范围广泛，处方主辅分明，擅用复式操作，创新"十三大手法"，以指代针、善用掐法等。代表性著作有《儿科推拿疗法简编》（孙重三）、《通俗推拿手册》（孙重三）、《中国小儿推拿学》（张素芳）、《孙重三小儿推拿》（张素芳）、《孙重三流派小儿推拿精华》（张素芳、姚笑）、《张素芳小儿推拿医案选》（张素芳）、《张素芳小儿推拿学术经验集》（姚笑、周奕琼）等。

该流派认为推拿疗法建立在"天人合一"整体观念的基础上，以"阴阳""五行"为理论指导，以"辨证论治"为思维方法，并运用各种手法，通过经络"行气血""通阴阳"作用调整脏腑营卫，从而达到治愈疾病的目的。该流派一大特色是"十三大复式手法"，包括摇抖肘法、打马过天河法、黄蜂入洞法、水底捞明月法、飞经走气法、二龙戏珠法、苍龙摆尾法、按弦搓摩法、猿猴摘果法、赤凤点头法、凤凰展翅法、揉脐龟尾并擦七节骨法、按肩井法。在选穴上，上肢穴与躯干部穴位配合运用，上肢穴易于操作，体现传统小儿推拿特色，躯干部穴位离脏腑更近，近治作用明显，两者配合可增强临床疗效。

三、张汉臣小儿推拿流派

张汉臣小儿推拿流派以其创始人张汉臣为代表。代表性传承人有田常英等。该流派主要的学术特点是：推崇稚阴稚阳，注重"扶正""补泻兼治"，注重望诊，擅长望神、色、形、发和苗窍，尤其擅长望鼻及"滞色"，注重整体观念和辨证论治，辨证细致，主次分明，注重审症求因，探寻机制，善于结合现代医学理论与方法，运用小儿推拿。代表性著作有：《小儿推拿概要》（张汉臣）、《实用小儿推拿》（张汉臣）、《实用小儿推拿技法》（田常英）、《实用家庭按摩》（初兰花、邱文生）、《实用小儿推拿图册》（张锐）等。

该流派认为小儿属稚阴稚阳之体，寒温不宜太过，补泻不可过猛，因此常用汗、吐、下、和、温、清、消、补八法相互制约，相须为用。取穴精简，讲究配伍施术，善于将2个作用相近或互补的穴位固定配伍成"术对"，3个以上穴位固定配伍成"术组"，与中医处方君臣佐使相呼应。注重手法"补泻"原则，要求手法熟练，轻重适宜，刚柔相济。实热证用泻法，力度稍重、频率快（＞220次/min）、时间较短（10～15分钟），每日推拿1～2次；虚寒证用补法，力度稍轻、频率较缓（100～200次/min）、时间稍长（20～30分钟），每日推拿1次或隔日1次。手法上独创捏挤法，其刺激强度比一般手法重，比刮痧轻，具有祛邪、清热、透达、化积的作用。

特色穴位及手法：肾顶位于小指顶端，可按揉或推之，用于自汗、盗汗、解颅等；肾纹位于小指近端指间关节横纹，可掐揉之，用于目赤、鹅口疮、高热时手脚凉等；新建位于颈2、3棘突间，可按揉或挤捏，用于咽喉肿痛、声音嘶哑等；新设位于第3、4足趾缝间，趾蹼缘上方，可掐揉之，用于腹胀、厌食、肠鸣等。

四、冯氏小儿捏脊（积）流派

冯氏小儿捏脊流派创立于1940年，以冯氏医家在北京正式成立"冯大夫诊所"对外应诊为标志。冯氏医家四代均在精心研究捏积术，代表性传承人为冯泉福。该流派主要的学术特点是：以推法为先导，同时配合推、捏、捻、放、提、揉和按等手法，以手法治疗为主，同时配合口服冯氏消积散和外敷冯氏化痞膏。代表性著作有：《冯氏捏积疗法》（佘继林）、《小儿捏积疗法》（佘继林）。

该流派认为脾胃为后天之本，脾健体健，脾安则脏安，重视阳气，宜用温补之法健脾。捏脊虽只捏在脊，通过刺激督脉、足太阳膀胱经及华佗夹脊穴，振奋全身阳气，并能通调任脉，协调阴阳，沟通内外。冯氏捏脊有其独特的手法：双手握空拳，示指半屈在后，拇指伸直在前，与示指相对，从下而上推进，边推边捏拿脊皮，依次推、捏、捻、放、提，直至大椎。提毕，以双拇指揉按相应背俞穴，以揉按肾俞结束。捏脊多在上午进行，且务必捏在脊柱正中。捏脊期间配合口服冯氏消积散和外敷冯氏化痞膏，形成了由外治手法、贴敷和内服药物共同组成的特色疗法。

五、海派儿科推拿流派

海派儿科推拿流派以上海地区小儿推拿名家金义成为代表。金义成对推拿发展史、历代推拿文献颇有研究，以儿科推拿见长。代表性著作有《小儿推拿》《小儿推拿图解》《海派儿科推拿图谱》等书。

海派儿科推拿学术特色在于兼收并蓄，着重创新。该流派手法除了继承按、摩、掐、揉、推、运、搓、摇传统八法外，还融入了上海地区的一指禅推拿、㨰法推拿、内功推拿三大流派的手法，并称之为"推拿十六法"。在治法的运用上，除了传承"汗、吐、下、温、和、清、补、消"八法之外，提出了"通"法的应用，揭示推拿能使"寒热咸和"，具有"开达抑遏""疏通气血""开关利气"的功用。在临证时强调"痛则通""不痛则不通"，根据"通则不痛、不通则痛"原理，而寻求病症异常的反应点，以痛为腧，通过在痛点的治疗，达到祛除病痛的目的。在理论上，基于推拿以手法为防治病症的主要手段，加之小儿特定穴位有点、线、面之特点，且穴位和部位同用，因而提出了"穴部"的观点。

六、刘开运小儿推拿流派

刘开运推拿流派以湖南地区推拿名家刘开运为代表。刘开运出身中医世家，融汉、苗医药于一炉，独树一帜，尤擅长儿科推拿。

该流派在手法上以推揉为主，拿按为次，兼以摩、运、搓、摇、掐、捏，称为"刘氏小儿推拿十法"。临床上刘氏往往将揉法与掐、按相结合，形成复合手法，其常用形式有揉中加按法、揉按法、掐后加揉法3种。肺俞、膻中、乳根、乳中、中脘、足三里、涌泉等穴部多用揉按或揉中加按法，偏重于止咳、平喘、止呕、止泻、止痢；百会、人中、承浆、四横纹、一窝风等穴部多用掐后加揉法，偏重于止痉、止痛、醒神；龟尾、神阙等穴部多单施揉法，主要用于消化系统疾病的治疗。刘开运在小儿推拿的辨证立法推治运用中，擅长运用五行学说的生克制化之理，确定其补母、泻子、抑强、扶弱的治疗原则，以作为指导临床推治时取穴、主补、主泻的依据，并且在临床具体运用中以推五经多用。

第三节　小儿推拿的基本作用原理及治疗原则

一、小儿推拿的基本作用原理

小儿推拿是运用恰当手法作用于小儿体表的经络、腧穴及特定部位，通过能量转换而产生生物效应，从而调节机体生理或病理变化过程，达到防治疾病及保健的作用。小儿稚阴稚阳的生理特点，决定了小儿对外界环境因素影响的高度敏感性，小儿推拿作为一种"环境因素干预"，对小儿机体各系统具有双向良性调节刺激作用，一方面直接对人体局部发挥作用，另一方面还可以转换成各种不同的能量和信息，通过神经、体液等系统传递，对人体的神经、循环、消化、泌尿、免疫、内分泌、运动各个系统以及镇痛机制等产生影响，使之生理功能趋于正常方向转化。推拿通过特定有序的手法作用于小儿形体，可以匡正阴阳，扶正祛邪，从而使气机畅达，既能为小儿接受，又容易被内脏或形质感知，可概括为"疏通经络""调和阴阳""扶正祛邪""理筋整复"4个作用。

1.疏通经络是指通过推拿治疗，使瘀滞的经络通畅而发挥正常的生理功能，是推拿的最基本、最直接的治疗作用。

2.调和阴阳是指通过推拿治疗，使机体从阴阳失衡状态向平衡状态转化，是推拿治疗最终要达到的目的。

3.扶正祛邪是指推拿可扶助机体正气以及祛除病邪。

4.理筋整复是对筋伤和骨缝错位、紊乱等病变，运用以推拿为主的手法，纠正解剖位置的异常，使各组织各守其位，从而促进软组织痉挛的缓解和关节功能的恢复。

二、小儿推拿的治疗原则

小儿推拿的治疗原则是运用推拿治疗小儿疾病所遵循的基本法则，是确立治疗方法的基础。小儿推拿的治疗原则可概括为补虚泻实、清热温寒、三因制宜和标本缓急。

1.补虚泻实　补虚即扶助正气，泻实即祛除邪气，补虚泻实是推拿治疗的基本原则。虚则补之一方面通过腧穴的选择和配伍达到补益的作用，另一方面可以通过补法来实现，以摆法、摩擦手法为主，轻柔、长时间和弱刺激等起到扶助正气的作用。实则泻之亦可选择偏泻穴位达到泻的作用，手法方面一般力量稍重，操作方法和补法相反。补泻兼施适用于虚实夹杂的病证，临床使用时还应根据病证的虚实程度和轻重缓急决定补泻的多少和先后。

2.清热温寒　包括热者清之、寒者温之。前者是热性病证的主要法则，手法应刚中有柔，常用摩擦类、挤压类。后者是寒性病证的主要法则，手法多缓慢、柔和、作用时间较长，多用摆动、摩擦、挤压类。

3.三因制宜　指因人、因时、因地制宜，即根据治疗对象、季节、地理环境的不同情况而制定适宜的治疗方法。因人制宜即根据小儿的体质、性别、年龄等特点制定适宜的治疗方法。因时制宜即根据不同季节、时辰，制定治疗方案。因地制宜即根据不同的地理环境条件制定方案。

4.标本缓急　治病求本包括急则治标、缓则治本和标本兼治。急则治标是指在标病紧急，如不及时处理可危及生命，或影响本病的治疗时，应首先治疗标病。缓则治本指在大多数情况下，治疗疾病都要坚持治病求本的原则，尤其对于慢性病和急性病的恢复期具有重要的指导意义。标本兼治是标病与本病并重时的治疗原则。在标本俱急，单治标或单治本均不能适应病证的治疗要求的情况下，就必须标本并治。

第四节　小儿推拿适应证、禁忌证及注意事项

一、小儿推拿适应证

小儿推拿兼有治疗和保健的双重作用，小儿常见病症一般均可使用。

1.肺系疾病　发热、咳嗽、鼻衄、鼻渊等。

2.脾胃系疾病　厌食、疳证、便秘、泄泻等。

3.心、肝系疾病　夜啼、抽动症等。

4.肾系疾病　遗尿等。

5.其他　反复呼吸道感染、生长发育缓慢、治未病体质调理等。

二、小儿推拿禁忌证

小儿推拿具有简便、舒适、有效、相对安全和无毒副作用的特点，治疗范围广，疗效显著，但也必须了解和掌握有关禁忌证，避免不必要的意外发生。

1.各种恶性肿瘤的局部。

2.白血病、再生障碍性贫血等出血性疾病患儿。

3.正在出血和内出血的部位。

4.烧、烫伤和皮肤破损未修复的局部。

5.各种皮肤病患处。

6.骨与关节结核、化脓性关节炎、骨折早期未愈合的局部和截瘫患儿初期阶段。

7.猩红热、水痘、肝炎、肺结核等不适用于推拿疗法的急性传染病患儿。

8.极度虚弱及危重病患者和患有严重的心、肝、肾脏疾病患儿。

9.诊断不明确、未确定治疗方案的患儿。

三、小儿推拿注意事项

1.小儿推拿操作前，一般应做好清洁消毒工作，并准备好需要的推拿介质。

2.小儿肌肤柔嫩，推拿操作者应保持两手清洁，指甲修剪要圆润，防止操作时损伤小儿皮肤。

3.术者在操作治疗过程中，要态度认真和蔼，耐心细致，随时观察小儿的反应。

4.天气寒冷时，操作者要保持两手温暖，搓热双手后再操作施术，以免患儿因不良刺激产生惊惧，影响治疗。

5.对小儿进行推拿操作时，一般应先用柔和的手法，争取患儿配合，然后再按处方要求治疗。

6.治疗室内环境应安静舒适，干净整洁，空气流通，光线柔和，温度适宜，尽量减少闲杂人员走动。

7.每推拿治疗完一个患儿后，术者要认真清洗双手，保持清洁，避免交叉感染发生。

第五节　小儿推拿知要

1.**年龄特点**　小儿推拿适宜年龄以6岁以下小儿效果较好，对婴幼儿尤为适宜。

2.**操作顺序**　一般先头面，次上肢，再胸腹、腰背，最后是下肢；上肢穴位，可根据习惯与操作方便选择推拿左手或右手，一般病证单侧施术即可。有时可根据病情轻重缓急等具体情况灵活掌握顺序。

3.**时间和次数**　小儿推拿的操作时间，可根据患儿年龄大小、体质强弱、疾病缓急和病情轻重及手法的特定性因素决定。推拿次数通常每日推拿1次，时长15～20分钟。

4.**小儿病情变化**　小儿病情变化迅速，一旦患病，虚实可迅速转化，临床诊断时必须审慎果断，治疗恰当及时，必要时应采取综合治疗措施。

5.**推拿介质**　指在施术时，在施术部位的皮肤上涂抹不同的介质，对推拿治疗起到辅助作用的递质。一般意义有三：一是借助和发挥药物的作用，增强推拿效果；二是润滑皮肤，防止损伤皮肤；三是便于手法的操作，提高手法作用。小儿推拿常用介质包括各种油类、爽身粉、薄荷水、姜水、凉水、冬青膏、鸡蛋清和外用药酒等。

第九章
小儿推拿手法

第一节　小儿推拿手法的基本要求

小儿推拿手法基本要求为轻快、柔和、平稳、着实。

1.轻快　"轻"指手法的力度，"快"指手法的频率。小儿肌肤柔弱，脏腑娇嫩，不耐重力，故用力必须轻。因为用力轻，要在有限的时间内达到有效的刺激量，操作就必须快。小儿推拿手法要求轻而不浮，频率一般为200次/min。轻刺激，但频率快，连续作用于经穴上，从而达到阈上刺激，发挥治疗作用。

2.柔和　"柔和"是一种状态，只有在足够熟练地掌握了某种手法之后才能表现出来。柔和与操作力度轻有关，但并不能等同于轻手法。重手法通过长期实践，灵活运用于临床后亦可表现为柔和。柔和是小儿推拿手法的基本要求之一，是小儿推拿得以顺利进行的基本保证。要求施术者在不断学习、理解、训练、感悟中获得。

3.平稳　"平稳"指手法操作过程中，力度、频率、幅度等尽量保持一致，不可忽轻忽重、忽快忽慢、忽深忽浅。"平稳"还指手法与手法之间转换不能太突然。机体的反应性常随刺激形式和数量的变化而变化。平稳是保证某种刺激尽快达到并恒定在某一阈值水平的基本要求。

4.着实　"着"指吸附，"实"指实在。着实才能有效激活经络与穴位。具体要求为轻而不浮，重而不滞。可以根据推拿时候小儿局部皮肤的温度、柔软度、色泽以及术者指下感觉来判断是否达到要求。

第二节　小儿推拿常用手法

一、推法

推法按照运动轨迹分为直推法、旋推法和分推法。

（一）直推法

直推是一种单方向的直线运动，即从一个点开始，沿直线推向另一个点。

【操作要领】

1.用拇指或并拢的示、中二指或示、中、无名三指紧贴小儿皮肤操作。

2.动作轻快，频率一般在200次/min。

3.顺穴位、顺经络直线推进。

（二）旋推法

旋推是一种表面有回旋摩擦，又能带动深层组织同旋运动的操作手法。

【操作要领】

1.拇指指腹紧贴皮肤，手腕放松，蓄力于指，通过前臂摆动做环形推动。

2.频率一般在160～260次/min。

3.力度稍重。

（三）分推法

从中间向两边推。

【操作要领】

1.两手同时操作，对称用力，速度一致。

2.动作轻快，频率在120～200次/min。

3.作用于头面、手腕等面积较小部位多用拇指指腹操作，作用于胸、腹及背部等面积较大部位可用大鱼际或多指操作。

二、摩法

摩法是一种较轻的环形运动。

【操作要领】

1.单指或并拢的多指或手掌面轻贴皮肤，做圆形运动。

2.操作力度、速度均匀，频率约100次/min。

3.力度轻，不带动深层组织运动。

三、运法

运法是一种由此往彼的弧形或环形运动。

【操作要领】

1.拇指或示、中、无名指做弧形或圆形运动，动作流畅，不能突然转折、中断。

2.弧形操作可以始终沿一个方向进行，亦可来回运作。

3.频率在80～120次/min。

四、按法

按法是一种稍大面积的垂直下压手法。

【操作要领】

1.多用指腹或者掌根操作，作用面积较大。

2.垂直向下用力，不宜倾斜。

3.指腹或掌根着力，用力先轻渐重，由浅入深，得气为度。每次按压至患儿最大耐受程度时，适当停留数秒后放松，再进行下一次按压。

五、揉法

揉法是一种吸定于操作部位基础上做回旋运动的手法。

【操作要领】

1.拇指或多指并拢或鱼际或掌跟吸定于操作部位，不能移动。

2.腕部放松，沉肩，垂肘。

六、掐法

掐法是以指甲刺入皮肤的强刺激手法，又称"切法""爪法""指针法"。

【操作要领】

1.垂直向下用力，快进快出。

2.中病即止，严格控制次数，不得掐破皮肤。

七、捏法

特指捏脊疗法，是连续捏拿脊柱部位肌肤并自下而上推移的一种特殊推拿操作法。

临床有两种术式。一种是以两手拇指置于脊柱两侧，从下而上推进，边推边以拇指与示、中二指捏拿起脊旁皮肤；另一种是以拇指指腹与屈曲的示指桡侧相对，二指夹持脊柱部位肌肤，拇指在前，示指在后，然后在二指提捏的同时，示指向前推动，边捏边向项枕部推移。

捏脊疗法一般以循序捏三遍为宜，每捏三下提拿一下，称为"捏三提一法"。

【操作要领】

1.均从龟尾向上推进，直至大椎。

2.捏起皮肤多少及提拿力度要恰当。捏得太紧则不容易向前捻动推进，捏得太松则不易提起皮肤。推进与捏拿要流利。

八、拿法

拿法是一种捏而提起的手法。

【操作要领】

1.可用拇指与示、中二指拿，或拇指与其余四指拿。

2.沉肩、垂肘，向后上方拿起。

3.同时或交替拿起，快拿快放，节奏感强。

九、捣法

捣法是有节奏地敲击穴位的手法。

【操作要领】

1.用屈曲的中指端或示、中指指间关节髁击打，瞬间动作，节奏感强。

2.小儿穴区太小，应注意部位的固定和击打的准确性。

十、擦法

擦法是一种在选定部位进行直线来回摩擦的手法。

【操作要领】

1.手掌面或大鱼际或小鱼际着力于施术部位直线往返，不可歪斜，有直、长、匀、热的特点。

2.着力部位要紧贴皮肤，但不要硬用力压，以免擦破皮肤。

3.行擦法时，应暴露治疗部位，并涂润滑油，既可防止皮肤擦破，又可增强透热感，擦法使用后一般不要在该部位再用其他手法，否则容易引起皮肤破损，所以擦法治疗多放在一个部位操作的最后进行。

第三节 小儿推拿常用复式手法

一、开门见山（头面四大手法）

【操作方法】以双手拇指交替从小儿眉心向前发际直推；然后从印堂向两侧分推；继则

运太阳穴；最后揉耳后高骨。各操作30～50次。

【功效】祛风解表，调和阴阳。

【主治】头痛，鼻炎，鼻塞流涕，外感发热，呼吸不畅等。

二、黄蜂入洞

【操作方法】一手固定患儿头部，另一手示指、中指指腹在患儿两鼻孔下方做上下揉动，20～50次。

【功效】发汗通气，开窍祛风。

【主治】鼻塞不通，外感发热无汗，流涕等。

三、开璇玑

【操作方法】从璇玑穴处，沿胸肋自上而下，向左右两旁分推8次；自鸠尾处向肚脐直推24次；顺时针摩腹30～50次，从肚脐推至小腹1分钟。此为1遍，操作3遍。

【功效】止咳化痰，健运脾胃。

【主治】外感发热，痰喘，胸闷，呕吐，厌食，食积腹胀，腹泻。

四、按弦走搓摩

【操作方法】小儿双手交叉搭在双肩上，术者以两手五指并拢从小儿两胁来回搓摩至肚角（脐下2寸，旁开2寸左右大筋）处，50～100次。

【功效】理气化痰，消积散结。

【主治】咳嗽痰多，胸闷憋气，食积厌食，腹胀痛等。

五、肃肺法

【操作方法】双手掌一前一后夹持住患儿前胸和后背，自上至下，依次推抹、搓揉、叩击，此为1遍，操作5～10遍。

【功效】肃肺、降逆。

【主治】咳嗽，哮喘，咽喉不适。

六、黄蜂出洞

【操作方法】先掐中指罗纹面心经3～9次，掐内劳宫3～9次，捣小天心30～40次，掐总筋3~9次，分推阴阳3~5次，掐阳池、阴池1次，此为1遍，操作3~9遍。

【功效】镇惊安神，祛风寒。

【主治】鼻塞，流涕，夜啼等。

七、水底捞明月

【操作方法】用凉水滴于内劳宫处，在掌心做旋推，边推边吹凉气，然后由小指根起，沿手掌尺侧、掌小横纹、小天心推运至内劳宫处，边推边吹凉气，此为1遍，操作30~50遍（图9-3-1）。

【功效】清热凉血。

【主治】发热，心烦等各种热证。

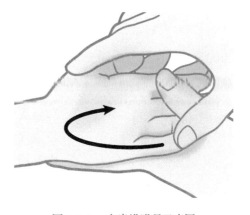

图9-3-1　水底捞明月示意图

八、运土入水与运水入土

【操作方法】运土入水：从拇指桡侧从患儿拇指端脾土沿手掌边缘运向小指端的肾水（图9-3-2）。运水入土方向与之相反（图9-3-3）。操作1~2分钟。

【功效】运土入水：清除脾胃湿热，利尿止泻。运水入土：健运脾胃，润肠通便。

【主治】运土入水：小腹胀痛，泄泻，小便赤热、频数。运水入土：消化不良，虚性泄泻，气虚便秘。

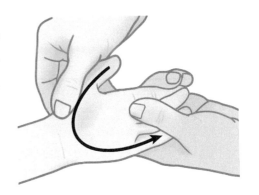

图9-3-2　运土入水示意图

九、打马过天河

【操作方法】先用一手拇指指腹揉内劳宫数次，再以示指、中指并拢，用中指末节指腹着力，从腕横纹总筋穴，循天河水向上，一起一落弹打到肘横纹洪池穴，操作10~20次，或以红赤为度。

【功效】退热，通经活络。

【主治】外感发热，烦渴，手臂疼痛等。

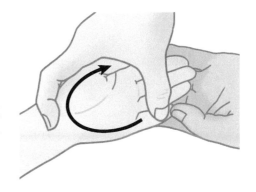

图9-3-3　运水入土示意图

第十章 小儿推拿常用穴位

第一节 小儿推拿特定穴概述

小儿推拿常用穴位主要由部分传统腧穴、经验穴和小儿推拿的特定穴等构成。传统腧穴多与经络相连，多为点状区域。经穴分别归属于人体主要的十四条经脉，称为"十四经穴"；未列入十四经系统的称为"经外奇穴"；没有固定名称和位置的压痛点或其他反应点叫"阿是穴"。其中小儿推拿的特定穴在小儿推拿常用穴位中占有主导地位。小儿推拿特定穴是指具有固定名称、穴区、操作方法和主治功用的特殊穴位。从创立伊始，小儿推拿特定穴就有其不同于传统腧穴的特点，在穴位的名称、分布、形态等方面具有以下几个鲜明的特点。

（一）形态多样性

小儿推拿广泛运用点状腧穴，也独创了许多特定的点状穴位。此外，小儿推拿特定穴位有线状和面状。推拿纯以手操作，接触面积较针刺为大，并且操作灵活，可随时从一点移向另一点，或在某一个平面上运作，故传统小儿推拿特定穴位形态丰富多样，更符合推拿操作习惯，更能体现推拿特色。

（二）操作应用形式多样性

穴位形态多样性决定了小儿推拿在穴位上操作形式具有多样性。推拿过程是动态的，动的方式很多，这是操作形式多样性的原因。丰富多彩的操作方式决定了对机体不同的刺激，以及机体对不同刺激的不同应答，这是特定穴能治疗多种疾病，疗效呈现多元化的原因。小儿推拿比较注重手法的治疗量和补泻，因此在小儿推拿中十分强调在操作某一穴位时所施用手法的次数（时间）、频率（速度）、强度、方向等诸多因素。临诊时可根据患儿年龄大小、身体强弱和病情轻重等具体情况进行加减变化应用。

（三）百脉皆汇于两掌

小儿许多重要特定穴，特别是代表五脏的五经穴和六腑命名的穴位都分布于两掌，且从数量来看，分布于两掌的特定穴比头部、腹部、背部、下肢部的穴位要多，故常有"小儿百脉皆汇于两掌"之说。五脏有疾取五经已经成为小儿推拿的固定模式。因此，"操作手掌—调节血脉—治疗百病"成为小儿推拿操作的重点和特色。操作两掌比操作头部、腹部和背部更容易消除患儿恐惧心理，并且方便取穴和操作。操作时习惯上只推拿左手（亦可只推拿右手）。

第二节　头面部穴位

1.天门

【定位】眉心至前发际成一直线。

【操作】以单手拇指指腹或双手拇指指腹交替从两眉正中推向前发际，称为开天门。

【功效】祛风散邪，通鼻窍，开窍醒神，调节阴阳。

【主治】用于治疗感冒、鼻炎、眼病等。与"推坎宫、运太阳、揉耳后高骨"合称"头面四大手法"。

2.坎宫

【定位】自眉头起沿眉向眉梢成一直线，左右对称。

【操作】双手拇指指腹同时从眉心向两侧眉梢分推（双手其余四指分别固定于头部两侧），称为推坎宫（图10-2-1）。

【功效】疏风解表，醒脑明目，止头痛，调节阴阳。

【主治】迎风流泪、眼目胀痛、目赤痛、近视、斜视等。

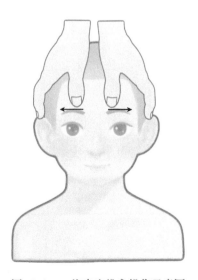

图10-2-1　坎宫穴推拿操作示意图

3.太阳

【定位】目外眦与眉梢连线中点后方凹陷处。

【操作】两手拇指或中指指腹在本穴上揉动，称为揉太阳（图10-2-2）。

【功效】疏风解表，清利头目，调和阴阳。

【主治】感冒、汗证、夜啼、癫痫等。

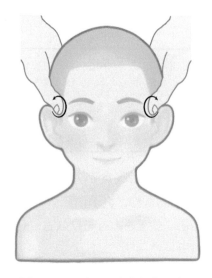

图10-2-2　太阳穴推拿操作示意图

4.耳后高骨

【定位】耳后乳突下约1寸凹陷中（图10-2-3）。

【操作】两手拇指或中指在本穴上揉动，称为揉耳后高骨。

【功效】疏风解表，镇惊安神，定惊。

【主治】感冒、中耳炎、耳鸣、耳聋、惊风、夜啼等。

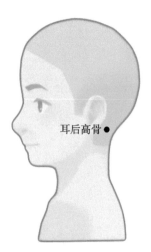

图10-2-3　耳后高骨穴示意图

5. 囟门

【定位】1～1.5岁以前小儿前发际正中直上约2寸，未闭合的菱形骨陷中。

【操作】示、中、无名三指并拢缓慢摩动本穴，称为摩囟。拇指指腹或示、中、无名三指在本穴轻揉，称为揉囟。拇指桡侧快速来回轻搔本穴，称为推囟。拇指指腹或掌根于本穴上做高频率振动称为振囟。正常小儿前囟在出生后12～18个月间闭合，故本穴操作手法宜轻。囟门已闭合者，以百会代之。

【功效】祛风定惊、益智健脑、升阳举陷、通窍。

【主治】惊风、烦躁、夜啼、多动、智力发育迟缓、久泻、脱肛、遗尿等。是重要的儿童保健穴位。

6. 印堂

【定位】两眉头连线中点。

【操作】拇指指腹揉之称为揉印堂（图10-2-4）。中指指端点按本穴称为按印堂。亦可掐之振之。

【功效】镇惊，醒脑，疏风，通窍。

【主治】感冒、头痛、鼻塞、惊风。此为治惊要穴，可用掐法。

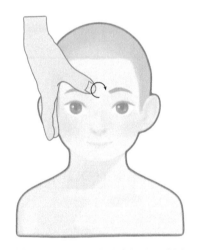

图10-2-4　印堂穴推拿操作示意图

7. 迎香

【定位】平鼻翼外缘中点，当鼻唇沟中取穴。

【操作】两手拇指桡侧或示、中二指指端按揉本穴，称为按揉迎香（图10-2-5）。

【功效】宣通鼻窍。

【主治】鼻塞、流涕、喷嚏、鼻炎、鼻窦炎、口角㖞斜等。

8. 风池

【定位】在枕骨下，当胸锁乳突肌与斜方肌上端之间的凹陷处，左右对称（图10-2-6）。

【操作】单手拇指与示指或双手中指分别放在两侧风池穴上拿之，称为拿风池。

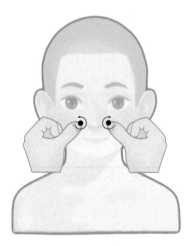

图 10-2-5　迎香穴推拿操作示意图

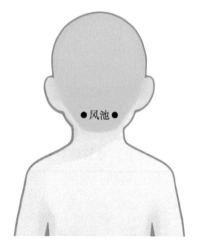

图 10-2-6　风池穴示意图

【功效】发汗解表，祛风散寒。

【主治】外感风邪引起的感冒、鼻塞流涕等，头目诸疾如头痛项强、迎风流泪、鼻炎等。

9.天柱骨

【定位】颈后发际正中至大椎穴成一直线。

【操作】拇指或示、中二指指腹自上而下直推。

【功效】清热，降逆止呕。

【主治】清法代表，治疗风热感冒、风热咳嗽、肺热咳喘、咽痛等；降法代表，治疗恶心、呕吐、呃逆、头痛等。

第三节　躯干部穴位

1.璇玑

【定位】胸部前正中线上，胸骨上窝中央下1寸。

【操作】拇指或中指指腹揉、按、振均可。

【功效】宽胸理气，止咳平喘，通利大小便。

【主治】降法代表，治疗咳嗽、哮喘、喉间痰鸣、呕吐、呃逆、便秘等。

2.膻中

【定位】胸部前正中线上，平第4肋间，两乳头连线中点取穴。

【操作】拇指指腹揉之，或拇指指腹自中间向两边分推，或拇指指腹自本穴向下直推。

【功效】理气顺气，止咳化痰，开胸散结。

【主治】咳嗽、哮喘、胸闷、痰多等。

3.胁肋

【定位】躯干两侧，从腋下两胁至肋缘的区域。

【操作】两手掌自小儿两胁腋下搓摩至肋缘处。

【功效】疏肝解郁，顺气化痰，消痞散结。

【主治】咳嗽、痰壅、胸胁胀闷、脘腹疼痛等。

4.胸

【定位】前胸后背所围成的区域，整个胸廓之所在。

【操作】两拳节律性叩击背部，称为捶背法。两手掌一前一后夹击胸背从上至下依次推抹、搓揉，最后两掌相对振之，称为肃肺法。

【功效】顺气化痰，止咳平喘。

【主治】咳嗽、哮喘、喉间痰鸣。

5.腹

【定位】整个腹部。

【操作】手掌面摩腹，逆时针摩为补法，顺时针摩为泻法。两手拇指指端沿肋弓边缘或自中脘至脐向两旁分推，称为分腹阴阳。

【功效】健脾和胃，理气消食。

【主治】腹胀、便秘、腹泻、厌食、恶心、呕吐等。

6.神阙

【定位】肚脐正中央。

【操作】中指端或掌根揉，称为揉脐。手掌面或指摩，称为摩脐（图10-3-1）。

【功效】益气固本，温阳散寒，补益气血，消食导滞。

【主治】腹痛、腹泻、肠鸣、便秘、遗尿、小便频数、五迟、五软、脱肛等。

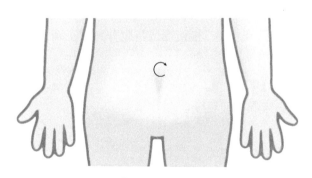

图10-3-1　神阙穴推拿操作示意图

7.大椎

【定位】在后正中线，第7颈椎棘突下凹陷中（图10-3-2）。

【操作】拇指或中指指腹揉大椎，称为揉大椎。双手拇指与示指对称着力，用力将大椎穴周围的皮肤捏起进行挤捏，至局部皮肤出现紫红瘀斑为度，称为捏挤大椎。用汤匙或刮痧板蘸水或油，在大椎穴上下刮至局部皮肤出现紫红瘀斑为度，称为刮大椎。

【功效】清热解表，发汗，通经。

【主治】外感及内伤发热、咳嗽、颈部僵硬疼痛等。

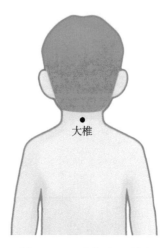

图10-3-2 大椎穴示意图

8.肺俞

【定位】第3胸椎棘突下旁开1.5寸，左右各一。

【操作】两手拇指或一手示、中二指指端或指腹分开置于两侧肺俞穴上按揉。或用小鱼际擦之令热。

【功效】补益肺气，止咳化痰。

【主治】外感发热、咳嗽、痰鸣等。

9.心俞

【定位】第5胸椎棘突下旁开1.5寸，左右各一。

【操作】两手拇指或一手示、中二指指端或指腹分开置于两侧心俞穴上按揉。或用小鱼际擦之令热。

【功效】宁心安神，通络止痛。

【主治】心悸、心烦、失眠、健忘等。

10.肝俞

【定位】第9胸椎棘突下旁开1.5寸，左右各一。

【操作】两手拇指或一手示、中二指指端或指腹分开置于两侧肝俞穴上按揉。或用小鱼际擦之令热。

【功效】疏肝理气，养肝明目。

【主治】黄疸、胁痛、脊背痛、目赤、目视不清、夜盲等。

11.脾俞

【定位】第11胸椎棘突下旁开1.5寸，左右各一。

【操作】两手拇指或一手示、中二指指端或指腹分开置于两侧脾俞穴上按揉。或用小鱼际擦之令热。

【功效】健脾和胃，消食化积。

【主治】呕吐、腹泻、厌食、疳积等。

12.肾俞

【定位】第2腰椎棘突下旁开1.5寸，左右各一。

【操作】两手拇指或一手示、中二指指端或指腹分开置于两侧肾俞穴上按揉。或用小鱼际擦之令热。

【功效】补肾壮阳，滋补肾阴。

【主治】遗尿、小便不利、水肿、耳鸣耳聋、哮喘、腰背酸痛等。

13.脊

【定位】后正中线上，整个脊柱，自大椎穴至尾椎骨端呈一直线（图10-3-3）。

【操作】拇指与示、中两指相对用力，自尾椎骨端开始，双手一紧一松交替向上挤捏推进至大椎穴处，称为捏脊。

【功效】调阴阳，和脏腑，理气血，通经络，培元气，强腰脊，扶正祛邪，促生长发育。

【主治】疳积、腹痛、腹泻、腰背疼痛、脾虚易感等。是日常保健要穴。

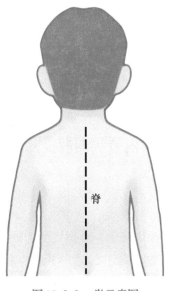

图10-3-3 脊示意图

14.七节骨

【定位】第4腰椎棘突至尾椎骨端成一直线（图10-3-4）。

【操作】拇指指腹或示、中二指并拢，从下往上直推，称为推上七节骨。若从上往下直推，称为推下七节骨。

【功效】推上七节骨可温阳止泻，推下七节骨可泻热通便。

【主治】便秘、泄泻、痢疾、遗尿等。长于调理二便。

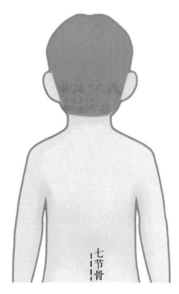

图10-3-4 七节骨示意图

15.龟尾

【定位】尾椎骨末端。

【操作】拇指指端或中指指端揉。

【功效】止泻，通便，调理大肠。

【主治】泄泻、便秘、脱肛、遗尿等。常与七节骨配合使用。

第四节 四肢部穴位

1.脾经

【定位】拇指末节螺纹面或拇指桡侧缘，自指尖至指根成一直线。

【操作】①旋推法：术者一手握患儿手，另一手示、中、无名三指固定患儿拇指，术者拇指指腹在患儿拇指螺纹面旋推，顺时针为补（图10-4-1），逆时针为泻。②直推法：术者一手固定患儿手，暴露拇指桡侧缘，将患儿拇指屈曲，术者拇指自指尖推向指根，称为补脾经；将患儿拇指伸直，自指根推向指尖，称为清脾经。

【功效】补脾经可益气健脾，补虚扶弱；清脾经可清热利湿，消食化积。

【主治】消化不良、厌食、吐泻、便秘、疳积、消瘦等。

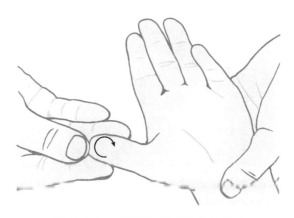

图10-4-1　脾经旋推法（补）示意图

2.肝经

【定位】示指末节螺纹面或示指掌面，由指尖至指根成一直线。

【操作】①旋推法：术者一手握患儿手，另一手示、中、无名三指固定患儿示指，术者拇指指腹在患儿示指螺纹面旋推，顺时针为补（图10-4-2），逆时针为泻。②直推法：术者一手固定患儿手，自指根向指尖方向推，称为清肝经；自指尖向指根方向推，称为补肝经。

【功效】平肝泻火，解郁除烦，息风镇惊。

【主治】清肝经主要用于烦躁不安、心烦易怒、咽干口苦、多动、夜啼、磨牙等。

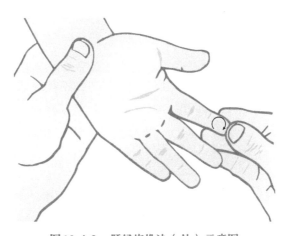

图10-4-2　肝经旋推法（补）示意图

3.心经

【定位】中指末节螺纹面或中指掌面，由指尖至指根成一直线。

【操作】①旋推法：术者一手握患儿手，另一手示、中、无名三指固定患儿中指，术者拇指指腹在患儿中指螺纹面旋推，顺时针为补（图10-4-3），逆时针为泻。②直推法：术者一手固定患儿手，自指根向指尖方向推，称为清心经；自指尖向指根方向推，称为补心经。

【功效】清热，泻心火，养心安神。

【主治】清心经主要用于心烦易怒、口舌生疮、目赤、小便短赤、夜啼、烦躁、不寐等。

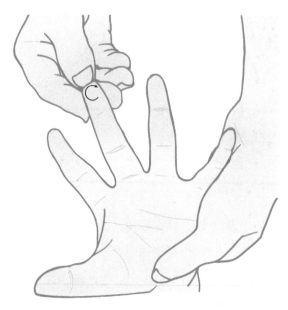

图10-4-3 心经旋推法（补）示意图

4.肺经

【定位】无名指末节螺纹面或无名指掌面，由指尖至指根成一直线。

【操作】①旋推法：术者一手握患儿手，另一手示、中、无名三指固定患儿无名指，术者拇指指腹在患儿无名指螺纹面旋推，顺时针为补（图10-4-4），逆时针为泻。②直推法：术者一手固定患儿手，自指根向指尖方向推，称为清肺经；自指尖向指根方向推，称为补肺经。

【功效】疏风解表，宣肺止咳，顺气化痰，补益肺气，清热通便。

【主治】感冒发热、咳喘痰鸣、多汗、皮肤过敏、反复感冒、便秘等。

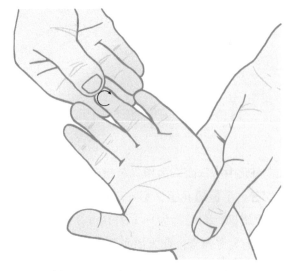

图10-4-4 肺经旋推法（补）示意图

5.肾经

【定位】小指末节螺纹面或小指掌面，由指尖至指根成一直线。

【操作】①旋推法：术者一手握患儿手，另一手示、中、无名三指固定患儿小指，术者拇指指腹在患儿小指螺纹面旋推，顺时针为补，逆时针为泻。②直推法：术者一手固定患儿手，自指根向指尖方向推，称为补肾经；自指尖向指根方向推，称为清肾经。

【功效】补肾益脑，温养下元，纳气定喘，止虚火。

【主治】发育迟缓、骨软无力、久泻、遗尿、尿频、水肿、肾虚咳喘、牙痛等。

6.胃经

【定位】拇指第一掌骨桡侧缘，赤白肉际处，由掌根至拇指根成一直线（图10-4-5）。

【操作】拇指指腹自掌根向拇指根方向直推，称为清胃经；自拇指根向掌根方向直推，称为补胃经。

【功效】健脾助运，和胃降逆，清热除烦。

【主治】呕吐、嗳气、呃逆、腹胀、便秘、口臭、牙痛、口疮等。

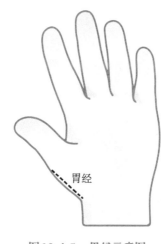

图10-4-5　胃经示意图

7.大肠

【定位】示指桡侧缘，由指尖至指根成一直线。

【操作】拇指指腹由指尖推向指根，称为补大肠；由指根推向指尖，称为清大肠（图10-4-6）。

【功效】调理肠道，清利肠腑，涩肠固脱，温中止泻，导积滞。

【主治】腹泻、脱肛、腹胀、肠鸣、便秘等。

8.小肠

【定位】小指尺侧缘，由指尖至指根成一直线。

【操作】拇指指腹由指尖推向指根，称为补小肠；由指根推向指尖，称为清小肠（图10-4-7）。

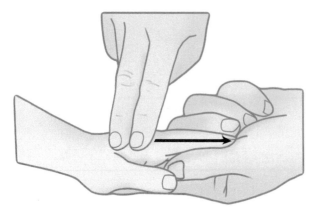

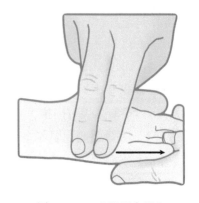

图10-4-6　大肠推拿操作（清大肠）示意图

图10-4-7　小肠推拿操作
（清小肠）示意图

【功效】清热利湿，泌别清浊。

【主治】小便短赤不利、癃闭、尿痛、腹泻、多尿、遗尿等。

9.肾顶

【定位】小指顶端。

【操作】中指或拇指指腹按揉之。

【功效】补肾壮骨，收敛元气，固表止汗。

【主治】自汗、盗汗、五迟、五软等。

10.肾纹

【定位】小指掌面，第2指间关节横纹（图10-4-8）。

【操作】中指或拇指端按揉或掐之。

【功效】清热明目，散瘀结。

【主治】目赤肿痛、口舌生疮、高热手足逆冷、烦躁、便秘。

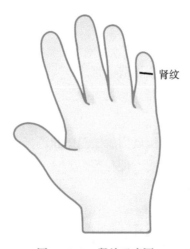

肾纹

图10-4-8　肾纹示意图

11.四横纹

【定位】掌面，示、中、无名、小指第一指间关节横纹（图10-4-9）。

【操作】从示指第一指间关节横纹起，每捻揉3~5次，用拇指指甲掐1次，依次捻掐完四指，称为掐揉四横纹。患儿四指并拢，术者拇指指腹从患儿示指横纹依次横向推至小指横纹，称为推四横纹。

【功效】退热除烦，散瘀结，化积消疳，调和气血。

【主治】发热、烦躁、口疮、流涎、食欲不振、伤食、腹胀、疳积等。

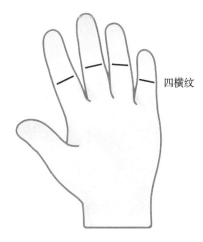

图10-4-9　四横纹示意图

12.板门

【定位】手掌大鱼际平面（图10-4-10）。

【操作】拇指指腹揉大鱼际平面，称为揉板门或运板门。拇指指腹自指根推向腕横纹，称为板门推向横纹；自腕横纹推向指根，称为横纹推向板门。

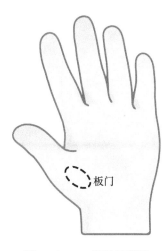

图10-4-10　板门示意图

【功效】健脾止泻，和胃降逆，消食化滞，清热凉血。

【主治】嗳气、呕吐、食欲不振、饮食积滞、腹胀、腹痛、泄泻、上牙龈红肿、鼻出血。板门推向横纹止泻，横纹推向板门止吐。

13.小天心

【定位】手掌根部正中，大、小鱼际之间的凹陷中。

【操作】中指端或拇指端揉之，称为揉小天心（图10-4-11）。拇指指甲掐之，称为掐小天心。中指尖或屈曲的指间关节捣，称为捣小天心。

【功效】镇惊安神，清热利尿，畅通经络，通窍散结，明目等。

【主治】夜啼、失眠、惊惕不安、惊风抽搐、小便赤涩、癃闭、遗尿、水肿、目赤肿痛、口舌生疮等。

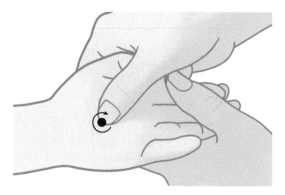

图10-4-11 小天心推拿操作（揉小天心）示意图

14.内劳宫

【定位】手掌正中，屈指时中指端取穴，约第3掌骨中点处（图10-4-12）。

【操作】拇指端或中指端揉，称为揉内劳宫。拇指指腹自小指根部推运，经掌小横纹、

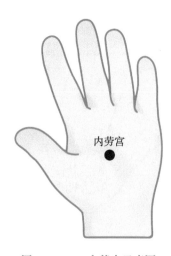

图10-4-12 内劳宫示意图

小天心至内劳宫，称为运内劳宫，亦称水底捞明月法。

【功效】清热除烦，凉血，镇惊，泻心火，清虚热。

【主治】发热、口渴、烦躁、五心烦热、睡眠不宁、惊风抽搐、口舌生疮、目赤、小便不利等。

15.内八卦

【定位】手掌面，以手掌正中（内劳宫）为圆心，以圆心至中指根横纹的2/3距离为半径，所作的圆周。内八卦即分布在该圆上的八个方位。

【操作】运法，有顺运和逆运之分（图10-4-13）。古有离位不运之说，即用左手拇指盖住离位，右手运至中指根下时，从左手指甲背上滑过，以免动心火。

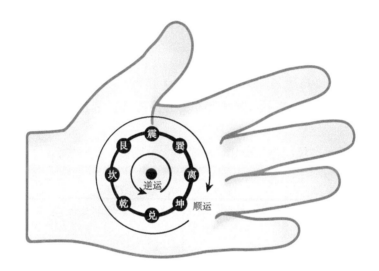

图10-4-13 内八卦推拿操作示意图

【功效】宽胸理气，止咳化痰，行气消积，消食除胀。

【主治】顺运内八卦可治疗胸闷气短，咳嗽，气喘等；逆运内八卦可治疗呕吐，食积，腹胀，食欲不振等。

16.大横纹

【定位】手掌下，腕部横纹。横纹两端，桡侧为阳池，尺侧为阴池，合称手阴阳（图10-4-14）。

【操作】两拇指指腹自腕部横纹中点（总筋）向两旁分推，称为分推大横纹，亦称分手阴阳或分阴阳；自两旁向腕部横纹中点合推，称为合推大横纹，亦称合手阴阳或合阴阳。

【功效】平衡阴阳，调和脏腑气血，行气散结。

【主治】分阴阳多用于阴阳不调、气血不和所致的寒热往来、烦躁不安以及食滞、泄泻、呕吐等；合阴阳多用于痰涎壅盛、胸闷、咳喘等。

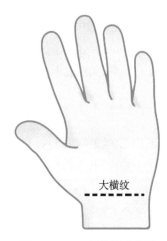

图 10-4-14　大横纹示意图

17. 五指节

【定位】掌背五指第1指间关节横纹处（图10-4-15）。

【操作】拇指指甲依次掐之，继则揉之，称为掐揉五指节。

【功效】安神镇惊，化痰。

【主治】惊惕不安、惊风抽搐、夜啼、睡卧不安、胸闷、痰喘等。

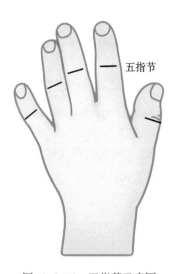

图 10-4-15　五指节示意图

18. 外劳宫

【定位】手背正中央，与内劳宫相对处（图10-4-16）。

【操作】中指端或拇指端揉之，称为揉外劳宫。拇指指甲掐之，称为掐外劳宫。

【功效】温阳散寒，升阳举陷，温固下元。

【主治】外感风寒、恶寒肢冷、鼻塞流涕、流涎、完谷不化、肠鸣腹泻、脱肛、久痢久泻、小便清长、遗尿等。

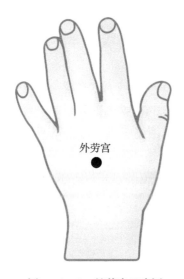

图10-4-16　外劳宫示意图

19.二马（二人上马）

【定位】手背，第4、5掌指关节后方，两掌骨间凹陷中。

【操作】中指或拇指指腹揉之，称为揉二马。

【功效】补肾潜阳，行气散结，利水通淋，引火归原。

【主治】五心烦热、盗汗、足痿无力、耳鸣耳聋、牙痛、咳喘、小便赤涩、癃闭等。

20.二扇门

【定位】掌背中指根部两侧凹陷中。示、中指交界处为一扇门，中指、无名指交界处为二扇门（图10-4-17）。

【操作】示、中二指指端揉之，称为揉二扇门。两拇指指甲掐之，称为掐二扇门。

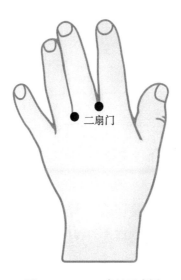

图10-4-17　二扇门示意图

【功效】发汗透表，退热平喘。

【主治】高热、汗出不畅、感冒、痰喘气粗、痘疹欲出不透等。

21.三关

【定位】前臂桡侧，自腕横纹至肘横纹成一直线（图10-4-18）。

【操作】拇指或并拢的示、中二指指面在前臂桡侧，自腕横纹推至肘横纹，称为推三关。

【功效】温阳散寒，补气行气，补虚扶弱，发汗解表。

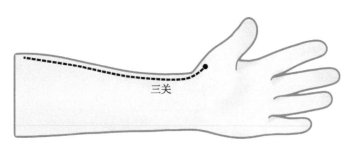

图10-4-18　三关示意图

【主治】身体虚弱、面色无华、食欲不振、少气懒言、下肢痿软、感冒无汗、四肢厥冷、头冷痛、流清涕、流涎、虚寒泻、久泻等。

22.天河水

【定位】前臂内侧正中，自腕横纹中点（总筋）至肘横纹中点成一直线（图10-4-19）。

【操作】并拢的示、中二指指面自腕横纹推向肘横纹，称为清天河水。

【功效】清热除烦，镇惊泻火，凉血，利尿。

【主治】各种热证。多用于五心烦热、口燥咽干、夜啼、感冒发热、咽痛、口疮、斑疹、小便短涩等。

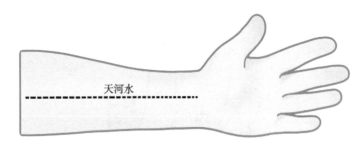

图10-4-19　天河水示意图

23.六腑

【定位】前臂尺侧，自肘横纹至腕横纹成一直线（图10-4-20）。

【操作】拇指或并拢的示、中二指指面在前臂尺侧，自肘横纹推至腕横纹，称退六腑。

【功效】通腑，泄热，清热凉血解毒。

【主治】一切实热证。烦躁、壮热烦渴、咽喉肿痛、浊涕、目赤眵多、口臭、牙龈肿痛、小便短赤、便秘等。

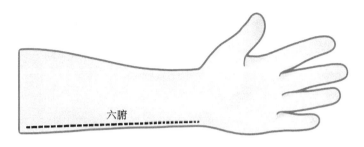

图10-4-20　六腑示意图

24.足三里

【**定位**】小腿前外侧，外膝眼下3寸，胫骨前嵴外侧1寸处。

【**操作**】拇指指腹按揉之。

【**功效**】补益脾胃，和胃化积，调中理气，强壮身体。

【**主治**】腹胀、腹痛、呕吐、泄泻、消瘦、五迟、五软、反复感冒、自汗、下肢痿痹等。是传统保健穴位。

25.涌泉

【**定位**】足掌心，前1/3与后2/3交界处的凹陷中。

【**操作**】拇指指腹揉之，称为揉涌泉。小鱼际擦之，称为擦涌泉。

【**功效**】引火归原，滋阴补肾，退虚热，除烦躁。

【**主治**】五心烦热、烦躁不安、夜啼、睡中磨牙、目赤、耳鸣、耳聋等。

第四部分　儿童常见病针灸推拿治疗

第十一章
儿童针灸推拿治疗概述

第一节 治疗作用

历代医家通过长期的医疗实践，总结出针灸推拿具有疏通经络、调和阴阳、扶正祛邪和理筋整复的作用。

一、疏通经络

疏通经络是指通过针灸推拿治疗，使瘀阻的经络通畅而发挥正常的生理功能，是针灸推拿最基本和最直接的治疗作用。

经络"内属于腑脏，外络于肢节"，运行气血是经络的主要生理功能之一。经络功能正常，则气血运行通畅，各脏腑器官、四肢百骸得以濡养而发挥其正常的生理功能。若经络功能失常，气血运行受阻，则会影响人体正常的功能活动，引起疾病。正如《素问·调经论》所言："血气不和，百病乃变化而生。"经络不通，气血运行受阻，其临床常表现为疼痛、麻木、肿胀、瘀斑等。针灸推拿治疗，主要是通过选择相应的经络、腧穴或特定部位，施加适宜的针灸推拿手法，使经络通畅，气血运行正常，达到治疗疾病的目的。在具体针灸方法上，可采用毫针刺、三棱针点刺出血、梅花针叩刺、拔罐等。

二、调和阴阳

调和阴阳是指通过针灸推拿治疗，使机体从阴阳失衡状态向平衡状态转化，是针灸推拿治疗最终要达到的根本目的。疾病的发生，其本质是机体阴阳失去相对平衡，出现"阴胜则阳病、阳胜则阴病"的偏盛偏衰现象。针对人体疾病的这一主要病理变化，运用针灸推拿方法"损其有余，补其不足"，可以使机体恢复"阴平阳秘"的状态，从而达到治愈疾病的目的。《素问·至真要大论》曰："调气之方，必别阴阳""谨察阴阳所在而调之，以平为期"。《灵枢·根结》曰："用针之要，在于知调阴与阳，调阴与阳，精气乃光，合形与气，使神内藏。"均说明调和阴阳是针灸、推拿治疗的根本目的。

针灸推拿调和阴阳的作用，也是通过经络、腧穴配伍和相应的针灸推拿方法来实现的。如中风后出现的足内翻，根据经络辨证，为阳（经）缓而阴（经）急，治疗时可采用补阳经泻阴经的方法平衡阴阳。又如，肝阳上亢引起的头痛、眩晕，可取足厥阴肝经的太冲穴以泻肝阳，同时配伍足少阴肾经的太溪、照海穴以滋肾阴，使阴阳平衡，从而治疗疾病。

三、扶正祛邪

扶正祛邪是指针灸推拿可扶助机体正气及祛除病邪。疾病的发生、发展及其转归过程，实质上是正邪相争的过程。正胜邪退则病情缓解，正虚邪胜则病情加重。因此扶正祛邪既是疾病向良性方向转归的基本保证，也是针灸推拿治疗疾病的作用过程。

疾病的发生、发展及其转归的过程，实质上是正邪相争的过程。《素问·刺法论》说："正气存内，邪不可干。"《素问·评热病论》说："邪之所凑，其气必虚。"因此，针灸推拿治病必须坚持扶正祛邪的原则，通过相应的腧穴配伍和针灸推拿的补虚泻实的方法来实现。

四、理筋整复

理筋整复是指对筋伤和骨缝错位、紊乱等病变，运用以推拿为主的手法，纠正解剖位置的异常，使各种组织各守其位，从而促进软组织痉挛的缓解和关节功能的恢复。

肌肉、肌腱、韧带完全断裂者，须用手术缝合才能重建，但部分断裂者可使用适当的手法理筋，将断裂的组织抚顺理直，然后加以固定，以减轻疼痛和有利于断端生长吻合。对于肌腱滑脱、关节内软骨板损伤、腰椎间盘突出、脊柱后关节紊乱、骶髂关节半脱位伴滑膜嵌顿者，均须以适当手法理筋整复，使筋顺而骨正。"顺"则通，通则不痛，以达气血流畅、功能恢复之目的。

推拿理筋整复的作用是通过以下3个方面来实现的：一是摆动、摩擦、振动、叩击类手法，可舒筋活血、祛瘀消肿；二是运动关节类手法，可松解粘连；三是扳法、弹拨法等手法，可纠正筋出槽、关节脱位等。

第二节　治疗原则

针灸推拿治疗原则是运用针灸推拿治疗疾病所遵循的基本法则，是确立治疗方法的基础，它对于针灸推拿处方选穴及操作方法的运用等均具有重要的指导意义。在应用针灸推拿治疗疾病时，具体的治疗方法多种多样，但从总体上把握其治疗原则具有化繁就简的重要意义。针灸推拿的治疗原则可概括为补虚泻实、清热温寒、三因制宜和标本缓急4个方面。

一、补虚泻实

补虚就是扶助正气，泻实就是祛除邪气，补虚泻实是针灸推拿治疗的基本原则。《素问·通评虚实论》说："邪气盛则实，精气夺则虚。"因此，"虚"指正气不足，"实"指邪气亢盛。虚则补、实则泻，属于中医正治法则。《灵枢·经脉》言："盛则泻之，虚则补之……陷下则灸之，不盛不虚以经取之。"《灵枢·九针十二原》说："凡用针者，虚则实之，满则泄之，宛陈则除之，邪盛则虚之……虚实之要，九针最妙，补泻之时，以针为之。"都是针对虚证、实证制定的补虚泻实的治疗原则。在针灸推拿临床上补虚泻实原则有其特殊的含义。

1.虚则补之 即虚证采用补法治疗。针灸推拿治疗虚证，一方面是通过腧穴的选择和配伍，如应用具有偏补性能的关元、气海、命门、肾俞等穴，可起到补益正气的作用。另一方面是通过针灸推拿手法中的补法来实现，如针刺采用提插补法、捻转补法；推拿以摆动、摩擦类手法为主，轻柔、长时、弱刺激，均可起到扶助正气的作用。

此外，对于气虚下陷证，针灸治疗又常以灸治为主，即"陷下则灸之"。如久泄、久痢、崩漏、脱肛、子宫脱垂及其他内脏下垂等，多灸百会、气海、关元、脾俞、足三里等穴以补中益气、升阳举陷。

2.实则泻之 即实证采泻法治疗。针灸推拿治疗实证，一方面是通过腧穴的选择和配伍，如应用具有偏泻性能的水沟、十宣、十二井、素髎等穴，可达到泻实祛邪的目的。另一方面是通过针灸推拿手法中的泻法来实现，如针刺采用提插泻法、捻转泻法，或用三棱针放血，或用皮肤针重叩出血；推拿一般用摆动、摩擦、挤压类手法，力量稍重，操作方法与补法相反。

此外，对络脉瘀阻而引起的病证，应以三棱针点刺出血，即"菀陈则除之"。例如，由于闪挫扭伤、毒虫咬伤、丹毒等引起的红肿热痛、青紫肿胀，即可选用病变局部的络脉或瘀血部位及尺泽、委中、十二井、十宣等施行三棱针点刺出血法，以活血化瘀、消肿止痛。腱鞘囊肿、小儿疳疾的点刺放液也属此类。

3.补泻兼施 即对虚实夹杂的病证，治疗上应补泻并用。例如，肝郁脾虚证，临床常见胁肋胀痛、善太息等肝郁症状，同时兼见食少、腹胀、便溏等脾虚症状，治疗时应泻足厥阴肝经和足少阳胆经，同时补足太阴脾经。补泻兼施为临床所常用，除补虚与泻实并重外，还应根据虚实程度及轻重缓急决定补泻的多少、先后。

此外，《灵枢·禁服》中又有"不盛不虚，以经取之"的治则，是指在脏腑、经络的虚实表现不甚明显的情况下，治疗时多按本经取穴，针刺手法宜用平补平泻，推拿宜用中度力量，使本经的气血调和，脏腑功能恢复正常。

二、清热温寒

清热是指热证治疗用清法，温寒是指寒证治疗用温法，这是针对热性病证和寒性病证而制定的治疗原则。

1.热者清之　这是治疗热性病证的主要法则。针刺治疗热性病证应遵循《灵枢·经脉》篇"热则疾之"的原则，采取浅刺疾出或点刺出血的方法，手法宜轻而快，可以不留针或短留针，针用泻法，以清泻热毒。例如，风热感冒者，常取大椎、曲池、合谷、外关等穴浅刺疾出，即可达到清热解表的目的。伴有咽喉肿痛者，可用三棱针在少商穴点刺出血，以加强泻热、消肿、止痛的作用。推拿治疗热性病时，手法应刚中有柔，常用摩擦类、挤压类手法。

但热病的症状极其复杂，治疗时还应辨其表里虚实、卫气营血等，然后根据不同情况，选用相应的腧穴配伍和方法。如气分实热者，逆经轻推督脉，针刺或掐揉合谷、外关等，以清热泻火；血分实热者，逆经重推督脉、退六腑等，以清热凉血；阴亏虚热者，轻擦腰部、清天河水等，以养阴清火。

2.寒者温之　这是治疗寒性病证的主要法则。针刺治疗寒性病证应遵循"寒则留之"的原则，深刺而久留针，因寒性凝滞而主收引，故应留针候气，以达温经散寒的目的；加用艾灸，更能助阳祛寒，使阳气得复，寒邪乃散。如寒邪在表，留于经络者，艾灸法较为适宜；若寒邪在里，凝滞脏腑，则针刺应深而久留，或配合"烧山火"针刺手法，或加用艾灸，以温针法最为适宜。推拿治疗寒性病证多用摆动、摩擦、挤压类手法，治疗时手法多缓慢、柔和、作用时间较长，患者有较深沉的温热等刺激感，可起到温散寒邪、补益阳气的作用。临床上可用摩揉丹田、擦肾俞、命门等温补肾阳，或推三关等治疗虚寒证。

三、三因制宜

三因制宜，是指因人、因时、因地制宜。即根据治疗对象、季节（包括时辰）、地理环境的不同情况而制定适宜的治疗方法。

1.因人制宜　是指根据患者的体质、性别、年龄等不同特点制定适宜的治疗方法。如男女生理有别，妇人有经、带、胎、产之特点，以血为用，故在治疗妇人病时要多考虑调理冲脉（血海）、任脉等。患者的年龄、体质差异更是决定针灸推拿治疗方法的重要因素，如体质虚弱、肌肤薄嫩、对针刺推拿敏感者及小儿，针刺推拿手法宜轻；体质强壮、肌肤厚实、对针刺推拿敏感性差者，针刺推拿手法宜重。

2.因时制宜　是指根据不同季节、时辰的特点，制定适宜的治疗方法。四时气候的变化对人体的生理功能、病理变化均可产生一定的影响。春夏之季，阳气升发，人体气血趋向体表，肌肤腠理疏松，病邪伤人多浅表，针刺宜浅，推拿手法力度应稍轻，推拿介质可用薄荷水等；秋冬之季，阴气渐盛，人体气血潜藏于内，肌肤腠理致密，病邪伤人多在深部，针刺宜深，推拿手法力度要稍强，介质多用葱姜水、麻油等。

人体气血流注盛衰还呈现出与每天不同时辰相应的变化规律，历代医家据此创立了子午流注针法、灵龟八法、飞腾八法。此外，因时制宜还包括针对某些疾病发作或加重的规律性，选择有效的治疗时机。如精神疾病多在春季发作，故应在春季之前进行治疗；痛经治疗也应在经前1周开始。

3. 因地制宜　是指根据不同的地理环境特点制定适宜的治疗方法。由于地理环境、气候条件和生活习惯的不同，人体的生理活动和病理特点也不同，治疗方法亦有差异。如在寒冷的地区，治疗多用温灸，而且施灸壮数较多、灸量较重；在温热地区，灸法则较少应用，如需施灸，壮数宜少，灸量宜轻。

四、标本缓急

"标""本"是相对的概念，在中医学中具有丰富的内涵，可用以说明病变过程中各种矛盾的主次关系。从邪正关系来看，正气为本，邪气为标；从疾病发生看，病因为本，症状为标；从病变部位来看，内脏为本，体表为标；从发病先后来看，先病为本，后病为标。治病求本，就是针对疾病发生的根本原因进行治疗，是中医临床辨证论治所遵循的基本准则。治病分标本缓急，就是抓主要矛盾。《素问·至真要大论》说："病有盛衰，治有缓急。"说明对于任何一种病证，都要根据病证的轻重缓急进行治疗。《素问·标本病传论》说："知标本者，万举万当，不知标本，是谓妄行。"明确指出标本缓急是重要的针灸治疗原则，强调了标本理论对指导针灸临床具有重要意义。标本缓急的运用原则有以下几个方面。

1. 急则治标　急则治标是指在标病紧急，如不及时处理可危及生命，或影响本病的治疗时，应首先治疗标病。这是在特殊情况下所采取的一种权宜之法，从而为治"本"创造有利条件。例如，不论任何原因所引起的抽搐，都应当首先针刺或掐拿水沟、大椎、合谷、太冲等穴，以息风止痉；任何原因所引起的昏迷，都应先针刺或掐水沟，以醒脑开窍。

2. 缓则治本　在大多数情况下，治疗疾病都要坚持治病求本的原则，尤其对于慢性病和急性病的恢复期具有重要的指导意义。正虚者固其本，邪盛者祛其邪；治其病因，症状可解；治其先病，后病可除。如脾肾阳虚引起的五更泻，泄泻是症状，为其标，脾肾阳虚为其本，应温阳止泻，治宜灸或摩揉关元、肾俞、脾俞、命门，推上七节骨等，阳气足而泻自止。

3. 标本兼治　标本兼治是标病与本病并重时的治疗原则。在标本俱急，单治标或单治本均不能适应病证的治疗要求的情况下，就必须标本并治。如体虚感冒，如果单用解表祛邪治标则易伤正，而单纯扶正治本又易恋邪，故当益气（治本）解表（治标），治宜补足三里、关元，泻合谷、风池、列缺等。

总之，病有标本缓急，治病求本是治疗的基本法则。急则治标、缓则治本、标本兼治则是根据具体病情制定的具体原则。

第三节　选穴原则

选穴原则是针灸推拿处方选穴应遵循的基本法则，包括近部选穴、远部选穴、辨证选穴和对症选穴，四者在运用时可分可合。近部选穴和远部选穴是针对病变部位而确定腧穴的选穴原则，辨证选穴和对症选穴是针对疾病表现出的证候或症状而选取穴位的原则。

一、近部选穴

近部选穴是指选取病变局部或邻近部位的腧穴，又称局部选穴。这是根据一切腧穴都能治疗病变局部和邻近部位病证这一共同主治特点而提出的，是腧穴近治作用的体现，即"腧穴所在，主治所在"。近部选穴应用范围非常广泛，几乎适用于所有病证，更多用于治疗局部症状比较明显的病证，如鼻病取迎香，胃痛取中脘、梁门，牙痛取颊车、下关等。"以痛为输"，取阿是穴，皆属近部选穴。近部选穴不受经脉限制，凡是病变局部或邻近的穴位，无论属于哪条经脉均可选取。

二、远部选穴

远部选穴是指在病变部位所属和相关的经络上，距病位较远的部位选取腧穴，又称远端选穴。这是根据十四经腧穴，尤其是十二经中位于四肢肘、膝关节以下的腧穴具有循经远治作用这一基本规律提出来的，是"经络所过，主治所及"治疗规律的体现，是针灸处方选穴的基本方法。远部选穴在针灸临床上应用十分广泛，通常以肘膝关节以下的穴位为主，广泛用于治疗脏腑、头面、五官、躯干疾患。应用时可取本经腧穴，也可取表里经或其他有关经脉的腧穴。如肺病咳喘取太渊、孔最，胃痛取足三里、公孙，牙痛取合谷、内庭等。《四总穴歌》所说的"肚腹三里留，腰背委中求，头项寻列缺，面口合谷收"，都是远部选穴法的具体应用。

三、辨证选穴

辨证选穴是指根据疾病的证候特点，针对病因病机而选取腧穴的方法。如因风邪所致的感冒、咳嗽取风池、风门，水湿痰饮取阴陵泉、丰隆，胃痛属肝郁气滞者取期门、太冲，属脾胃虚寒者取气海、关元、脾俞、胃俞等。八会穴中，气病胸闷、气逆取膻中，血虚、血瘀取膈俞等，均是辨证选穴的应用。根据其病因病机选取穴位也是治病求本原则的体现。

临床上对于发热、多汗、盗汗、失眠、虚脱、昏迷等无明显局限的病变部位而呈现的全身症状，因无法辨病位，不能应用上述按部位选穴的方法，就需审证求因，辨证选穴。如肾阴不足导致的虚热，选肾俞、太溪；心肾不交导致的失眠，选心俞、肾俞；外感发热，取大椎、合谷、曲池；阴虚发热、盗汗，取阴郄、复溜。

四、对症选穴

对症选穴是指针对疾病的某些突出症状而选取腧穴的方法，是腧穴的特殊治疗效果在临床针灸推拿治疗中的具体运用，又称经验选穴。如发热取大椎，痰多取丰隆，哮喘取定喘，小儿疳积取四缝，落枕取外劳宫，腰痛取腰痛点，面瘫取牵正，目赤取耳尖等。对症选穴所用的是大部分奇穴的主治特点。

以上4项原则是传统的针灸推拿治疗时要遵循的基本原则，现代针灸临床中对于某些疾病还常根据西医学的神经解剖理论而选择穴位，其观点是位于神经干上的穴位可以治疗该神经分布范围的病证。如根性坐骨神经痛、带状疱疹均常选择相应的夹脊穴等。

第四节　配穴方法

配穴方法是在选穴原则的指导下，根据不同病证的需要，选择具有相辅相成、协同作用的若干腧穴进行配伍应用的方法。临床常用配穴方法总体可归纳为按部配穴和按经配穴两大类。

一、按部配穴

按部配穴是根据腧穴在人体上分布的部位进行穴位配伍的方法，主要包括远近配穴法、上下配穴法、前后配穴法、左右配穴法。

1.远近配穴法　是以病变部位为依据，在病变局部和远部同时选穴配伍组方的方法，临床应用最为广泛。如面瘫以局部的颊车、地仓配远部的合谷、太冲；癃闭以局部的中极、关元配远部的三阴交、阴陵泉等。

2.上下配穴法　是指将人体上肢、腰以上腧穴和下肢、腰以下腧穴配合应用的方法，临床上应用较为广泛。如胁痛可上取支沟、下取阳陵泉；头项强痛可上取天柱、下取昆仑；脱肛可上取百会、下取长强。八脉交会穴的配对应用也属上下配穴法。

3.前后配穴法　是指将人体前部和后部的腧穴配合应用的方法，"前"为胸腹属阴，"后"为背腰属阳，故又称"腹背阴阳配穴法"，《黄帝内经》称之为"偶刺"。本法常用于治疗脏腑病，如肺病咳喘，前取中府，后取肺俞；胃病痛胀呕吐，前取中脘、梁门，后取胃俞或胃仓；心病疼痛惊悸，前取巨阙，后取心俞。此法还用于治疗一些躯干病证，如腰痛前取天枢，后取肾俞；脊柱强痛，前取水沟，后取脊中等。俞募配穴属于本配穴法的典型实例，是最为常用的前后配穴法。

4.左右配穴法　是指将人体左侧和右侧的腧穴配合应用的方法。本法是基于人体十二经脉左右对称分布和部分经脉左右交叉的特点总结而成的。临床上为了加强腧穴的协同作用，常左右双穴同取，如胃痛选双侧足三里、内关、胃俞；郁证取双侧神门、内关、太冲等。但左右配穴法并不局限于选双侧同一腧穴，如左侧偏头痛可选同侧的太阳、头维和对侧的外关、足临泣，左侧面瘫可选同侧的地仓、颊车、阳白和对侧的合谷。另外，左右配穴法既可以左右同取，也可以左病取右、右病取左，《灵枢·官针》中的"缪刺""巨刺"，属于左右配穴的范畴。

二、按经配穴

按经配穴是根据经脉理论及其相互之间的联系进行配穴的方法，主要包括本经配穴法、表里经配穴法、同名经配穴法和子母经配穴法。

1.本经配穴法　是指某一脏腑、经脉发生病变时，即选该经脉的腧穴配成处方。如肺病咳嗽，既可近取中府，又可远取肺经的尺泽、太渊；肝郁气滞导致的胁痛，可在足厥阴肝经上近取期门，远取该经的原穴太冲。

2.表里经配穴法　是以脏腑、经脉的阴阳表里配合关系为依据的配穴方法。当某一脏腑、经脉发生疾病时，取该经及与其相表里经脉上的腧穴配合成方。如胃痛呕吐，常选胃经的足三里配脾经的公孙；肝病取期门、太冲配阳陵泉。《灵枢·五邪》载："邪在肾，则病骨痛，阴痹……取之涌泉、昆仑。"另外，原络配穴法是表里经配穴法在临床上的具体应用。

3.同名经配穴法　是将手足同名经的腧穴相互配合的方法。本法基于同名经"同气相通"，即名称相同的经络相互沟通、交会的理论。如少阳头痛、胁痛可取手少阳经的中渚、外关配足少阳经的侠溪、阳陵泉；失眠、多梦，取手少阴经的神门配足少阴经的太溪。

4.子母经配穴法　是根据脏腑、经脉的五行属性，基于"虚则补其母，实则泻其子"的理论而选取穴位的配穴方法。如肺虚咳嗽，除取肺经穴和肺俞等以外，可同时配用脾经的太白和胃经的足三里，以培土生金。

以上介绍的选穴原则和配穴方法提供了针灸推拿处方选穴的基本思路，在临床应用时要灵活掌握，一个针灸推拿处方的组成常是几种选穴原则和多种配穴方法的综合运用。

第五节　治疗时间与儿童操作特点

一、治疗时间

一般来说，针灸推拿治疗疾病没有特殊、严格的时间要求，可每日1次或隔日1次，间隔时间及疗程等应根据疾病的具体情况而定。

二、儿童操作特点

儿童针灸推拿包括针法、灸法与小儿推拿。其中，儿科针灸疗法常用于治疗遗尿、哮喘、泄泻、痢疾、痹证、惊风后遗症、脑炎后遗症、胎黄动风等疾病，以及多种小儿急症的抢救。小儿针灸所取的经穴与成人基本相同。但由于小儿接受针刺的依从性、耐受性较差，故一般采用浅刺、速刺、轻刺激的针法，而且所取的穴位宜少而精，临床又常用腕踝针、耳针、激光穴位照射等治疗方法。小儿灸治常用艾条间接灸法，艾炷灸壮数宜少、艾炷宜小。艾灸时间不宜过长，与皮肤要有适当距离，以皮肤微热微红为宜。

刺四缝疗法是儿科针法中常用的一种特殊方法。四缝是经外奇穴，它的位置在示指、中指、无名指及小指四指中节横纹中点，是手三阴经所过之处。针刺四缝可以清热、除烦、止咳化痰、通畅百脉、调和脏腑等，常用于治疗疳证、厌食、积滞、咳喘、顿嗽等疾病。

推拿是中医外治法的重要组成部分，小儿推拿又有着独特的体系。在儿科，推拿因操作方便、痛苦小、无损伤、无污染，只要适应证选择正确则效果显著，受到患儿及家长的广泛欢迎。

捏脊疗法是儿科常用的一种推拿方法。该法用捏法施于脊柱两侧，通过对督脉和膀胱经的按摩，调和阴阳，疏理经络，行气活血，恢复脏腑功能以防治疾病。该法主要用于厌食、疳气等病证。

小儿推拿取穴和操作方法与成人有所不同：①在经穴方面提出五指经穴通联的观点。②小儿推拿除了运用十四经穴及经外奇穴外，还有许多专用于推拿的特定穴位，多集中在头面和上肢部；这些穴位的形状不仅有"点"，还有"线"和"面"。③有特有的复式手法及常用基础手法；操作上则宜轻快柔和、平稳着实，手法的轻重快慢，应根据患儿的体质强弱、病情的寒热虚实辨证论治，切忌操之过急。④在临床操作中，一是强调先头面、次上肢、次胸腹、次腰背、次下肢的顺序；二是强调手法的补泻作用；三是重视膏摩的应用和使用葱汁、滑石粉等介质进行推拿。

　　总之，推拿治疗小儿疾病，除应重视整体观念和正确地运用辨证论治法则外，还要照顾到小儿生理、病理等方面的特点，方能取得预期的效果。

第十二章
肺系疾病

第一节 感冒

一、概述

感冒俗称"伤风"，是外感风邪、时行疫毒侵袭人体所引起的以恶寒发热、鼻塞流涕、咳嗽咯痰、头痛、咽痛、全身不适等为主症的常见儿童肺系外感疾病，一年四季均可发病，多见于冬春二季及气候骤变之时，相当于西医学的上呼吸道感染、流行性感冒。

二、诊断要点

（一）病史

有外感风邪病史，常见于冬春季气候骤变、冷暖失调之时，或有与感冒患者接触史。

（二）临床表现

以恶寒发热、鼻塞流涕、咳嗽咯痰、头痛、咽痛、全身不适等为主症。

（三）辅助检查

血常规、病原学、胸片等检查有助于寻找病因，鉴别诊断。

三、治疗

（一）治则

疏风解表。

（二）针刺

1.主穴 列缺、合谷、风池、太阳。
2.配穴 夹痰加丰隆；夹滞加足三里；夹惊加印堂；鼻塞流涕加迎香；头痛加印堂、头维；咽痛加少商放血；发热加耳尖放血。

（三）灸法

恶寒、鼻流清涕等风寒感冒者，灸大椎、风门、肺俞。

（四）小儿推拿

开天门、推坎宫、揉太阳、揉耳后高骨、清天河水、清肺经。夹痰者加揉掌小横纹、运板门；夹滞者加掐揉四横纹、捏脊；夹惊者加捣小天心。

（五）耳穴贴压法

肺、脾、风溪、内鼻、外鼻、咽喉。

（六）埋针

风门、肺俞。

（七）其他

（1）拔罐：大椎、肺俞。
（2）游走罐：风府至身柱、风池至肩井、肩井至肺俞。
（3）香囊：恶寒、鼻流清涕等风寒感冒者用桂枝、荆芥、白芷等中药做成香囊佩戴；发热、咽痛等风热感冒者用薄荷、升麻、白芷等中药做成香囊佩戴；体虚易感者用薄荷、藿香、柴胡、苍术、细辛等中药做成香囊佩戴。
（4）药浴：恶寒、鼻流清涕等风寒感冒者用荆芥、香薷、桂枝等中药药浴；发热、咽痛等风热感冒者用青蒿、荆芥、薄荷等中药药浴；体虚易感者用黄芪、白术、防风、牡蛎、五指毛桃、茯苓、白芍、生姜等中药药浴。
（5）穴位贴敷：肺俞、大椎；鼻塞流涕加迎香；咽痛加扶突；腹部不适加神阙；发热加涌泉等。

四、按语

1.针刺可迅速改善感冒中鼻塞、头痛等不适症状。
2.流感期间，可预防性针灸"保健要穴"足三里，防疫治病，增强免疫力。

第二节 咳嗽

一、概述

咳嗽是因肺失宣肃,肺气上逆引起的以咳嗽为主症的小儿常见肺系病证。《幼幼集成·咳嗽证治》有云:"凡有声无痰谓之咳,肺气伤也;有痰无声谓之嗽,脾湿动也;有声有痰谓之咳嗽,初伤于肺,继动脾湿也。"咳以声言,嗽以痰名,有声有痰合称咳嗽。本病一年四季均可发病,冬春季多见,婴幼儿多发,大多预后良好,部分反复发作,迁延不愈,西医学的上呼吸道感染、急慢性支气管炎、支气管扩张、肺炎、肺结核等病的咳嗽症状可归于本病范畴。

二、诊断要点

(一)病史

多见于感冒之后,冬春二季好发,常因气候变化而发病。

(二)临床表现

以咳嗽、咯痰为主症,听诊双肺呼吸音粗,可闻及干、湿啰音。

(三)辅助检查

血常规、病原学、胸部X线、CT、肺功能等检查,有助诊断。

三、治疗

(一)治则

宣肃肺气。

(二)针刺

1.主穴　肺俞、列缺、合谷。
2.配穴　恶寒、鼻流清涕等风寒者加风门;发热、鼻流黄涕等风热者加尺泽;咽痛加少商放血;痰多加丰隆。

(三)灸法

恶寒、鼻流清涕等外感风寒者,取大椎、风门、肺俞,每穴艾灸5~10分钟,以皮肤潮红为度。

（四）小儿推拿

清肺经、顺运内八卦、分推膻中、分推肩胛骨；恶寒，鼻流清涕等风寒者加拿风池、擦大椎；发热、咽痛等风热者加清天河水、清天柱骨。

（五）耳穴贴压法

肺、脾、肾、风溪、气管、咽喉。

（六）埋针

风门、肺俞。

（七）其他

（1）拔罐：大椎、肺俞。
（2）游走罐：风府至身柱、风池至肩井、肩井至肺俞。
（3）穴位贴敷：肺俞、膻中、天突。
（4）药浴：咳嗽痰稀、鼻流清涕等风寒咳嗽者用荆芥、香薷、桂枝等中药药浴；咳嗽不爽、痰黄等风热咳嗽者用连翘、荆芥、桔梗等中药药浴。

四、按语

1.咳嗽是针灸疗法的优势病种之一，临床疗效明确，起效迅速。
2.均衡膳食，忌辛辣刺激，生冷寒凉，过甜过咸。加强锻炼，注意气候变化，慎防感冒。
3.经常变换体位及轻拍背部，有助于排出痰液。避免刺激咽喉部的食物和其他因素，如过多哭闹、喊叫，烟、尘刺激。咳嗽时防止食物呛入气管引起窒息。

第三节　肺炎喘嗽

一、概述

肺炎喘嗽是以发热、咳嗽、痰鸣、气促、鼻扇为主症的小儿常见肺系疾病，一年四季均可发生，冬春季多发，好发于婴幼儿，年龄越小，发病率越高，病重者越多。本病治疗及时得当，一般预后良好，若是发生变证者则病情危重，原有先天性心脏病等疾病者易患本病且病情较重。本病相当于西医学的支气管肺炎。

二、诊断要点

（一）病史

起病前常有感冒、咳嗽等外感风邪病史，或麻疹、水痘等传染病病史。

（二）临床表现

起病急，常见发热、咳嗽、痰鸣、气促、鼻扇等症。病重者可见高热、喘促、烦躁、面色苍白、口唇青紫、四肢不温、脉微细数，甚至昏迷、抽搐等症。新生儿常以不乳、精神萎靡、口吐白沫等症状为主，而无上述典型表现。

（三）辅助检查

完善血常规、CRP、病原学、胸片、胸部CT等检查，有助诊断，评估病情。

三、治疗

（一）治则

宣肺开闭，化痰平喘。

（二）针刺

1.**主穴** 定喘、肺俞、鱼际、列缺。
2.**配穴** 鼻塞流涕加迎香；痰多加丰隆、尺泽；高热加少商或耳尖放血；喘息明显者加膻中。

（三）灸法

寒湿体虚者艾灸大椎、定喘、肺俞、神阙、足三里。

（四）小儿推拿

掐揉二扇门、清肺经、分推肩胛骨，痰鸣者加按揉丰隆，高热者加退六腑、清天河水，烦躁者加捣小天心。

（五）耳穴贴压法

肺、脾、肾、风溪、气管、平喘。

（六）埋针

可选风门、肺俞、脾俞、肾俞。

（七）其他

（1）拔罐：大椎、肺俞、肾俞。

（2）药浴：恶寒发热、呛咳气急、痰白而稀等风寒闭肺者用荆芥、炙麻黄、紫苏子、桂枝等中药药浴；发热恶风、咳嗽气急、痰黄黏稠等风热闭肺者用炙麻黄、桑白皮、浙贝母、毛冬青等中药药浴。

（3）穴位注射：喘可治穴位注射定喘、肺俞。

四、按语

1.加强体育锻炼，增强体质。

2.保持室内清洁，空气流通，室温以18～20℃为宜，相对湿度60%。

3.根据季节及气候变化适当增减衣被，防止感受外邪。

4.患感冒、咳嗽时及时治疗，防止病情发展。

5.保持呼吸道通畅，及时清除呼吸道分泌物。

6.重症肺炎患儿要密切观察病情变化。

7.饮食应富有营养，清淡易消化；重症不能进食者，可予静脉营养；高热患者应补充足够水分；忌肥甘厚腻及辛辣之品。

第四节　哮喘

一、概述

哮喘是小儿时期常见的一种反复发作的哮鸣气喘性肺系疾病，临床以反复发作性喘促气急，喉间哮鸣，呼气延长，严重者不能平卧，张口抬肩，摇身撷肚，唇口青紫为特征，常在夜半至清晨发作或加剧。哮指声响言，喘指气息言，哮必兼喘，故通称哮喘。本病有明显的遗传倾向，初发年龄以1～6岁多见，发作有明显的季节性，春秋季气候多变时易发病，大多经治疗可缓解或自行缓解，在正确的治疗和调护下，随年龄的增长，大都可以治愈。但若失于防治，喘息持续，或反复发作，迁延不愈，可延至成年，甚至遗患终身。本病属西医学喘息性支气管炎、支气管哮喘范畴。

二、诊断要点

（一）病史

多有婴儿期湿疹等过敏性疾病史，多有家族哮喘史，有反复发作的病史。发作多与某些诱发因素有关，如气候骤变、受凉受热、接触或进食某些过敏物质等。

（二）临床表现

常突然发作，发作之前，多有喷嚏、咳嗽等先兆症状。发作时喘促，气急，哮鸣，咳嗽，甚者不能平卧、烦躁不安、口唇青紫。

（三）辅助检查

血常规、肺功能检查、过敏原测试等，有助诊断，评估病情。

三、治疗

（一）治则

发作期以祛邪肃肺，化痰平喘为法；缓解期以补益肺肾，止哮平喘为法。

（二）针刺

1.主穴　发作期取列缺、肺俞、定喘；缓解期取肺俞、脾俞、肾俞、足三里。
2.配穴　流清涕者加风门；痰多者加丰隆、尺泽；懒言乏力者加气海；气短难续者加太溪；畏寒肢冷者加关元。

（三）灸法

缓解期可取大椎、肺俞、足三里、肾俞、关元、脾俞，每次选3～4穴。

（四）小儿推拿

发作期清肺经、揉膻中、按揉定喘、分推肩胛骨；缓解期补肾经、补脾经、补肺经。鼻流清涕者加揉外劳宫、推三关；身热面赤者加清天柱骨；气短懒言者加按揉足三里。

（五）耳穴贴压法

肺、脾、肾、风溪、气管、平喘。

（六）埋针

肺俞，定喘。

（七）其他

（1）拔罐：大椎、肺俞、肾俞。

（2）穴位注射：维丁胶性钙0.5ml，定喘。

（3）天灸：肺俞、心俞、膈俞、膻中。

四、按语

1.注重提高对哮喘的认识、预防和管理水平。

2.居室宜空气流通，保证适宜温度及湿度，阳光充足。

3.避免受凉，防止感冒，在气候多变时，注意预防呼吸道感染。积极治疗和清除感染病灶，如及时治疗鼻窦炎、鼻息肉、扁桃体炎、龋齿等。

4.避免接触过敏原，如花粉、尘螨、含添加剂的食物等；避免各种诱发因素，如被动吸烟、漆味、饮用冰冻饮料等。

5.饮食宜清淡而富有营养，忌食生冷、油腻、辛辣、过酸过甜及虾蟹等。

6.避免剧烈运动、过劳及精神情绪方面的刺激。

7.注意观察呼吸、脉象变化，监测大发作的产生。

8.要关心、安慰患儿，减少心理压力及恐惧感，以增强战胜疾病的信心。

第五节　反复呼吸道感染

一、概述

反复呼吸道感染是指小儿一年内频繁发作呼吸道感染，超过一定范围的疾病，简称"复感儿"，类似古代医籍的虚人感冒、体虚感冒，多见于6个月~6岁的小儿，1~3岁幼儿更为常见。于冬春气候变化剧烈时易反复发病，夏天有自然缓解的趋势，一般到学龄期前后明显好转。若反复呼吸道感染治疗不当，容易发生咳喘、心悸、水肿、痹证等病症，甚至影响小儿的生长发育。我国反复呼吸道感染的发病率呈上升趋势。中医学在扶正祛邪、增强抗病能力、改善体质方面具有一定的优势，对本病辨证论治的研究已取得显著成效。

二、诊断要点

（一）病史

根据2007年中华医学会儿科学分会呼吸学组对反复呼吸道感染的临床概念及判断条件

的修订结果，本病判断条件见表12-5-1。

表12-5-1　反复呼吸道感染判断条件

年龄（岁）	反复呼吸道感染（次/年）	反复下呼吸道感染（次/年）	
		反复气管支气管炎	反复肺炎
0~2	7	3	2
>2~5	6	2	2
>5~14	5	2	2

注：①两次感染间隔时间至少7天；②若上呼吸道感染次数不够，可以将上、下呼吸道感染次数相加，反之则不能，但若反复感染是以下呼吸道为主，则应定义为反复下呼吸道感染；③确定次数需连续观察1年；④反复肺炎是指1年内反复患肺炎两次，肺炎需由肺部体征和影像学证实，两次肺炎诊断期间肺炎体征和影像学改变应完全消失。

（二）临床表现

反复外感，可见恶风畏寒、形寒肢冷、乏力气短、少气懒言、食少纳呆等症。

（三）辅助检查

根据病情需要可进行病原学、免疫学、胸部X线、肺功能等检查。

三、治疗

（一）治则

本病以虚证为主，故以补虚为要。

（二）针刺

1.主穴　肺俞、脾俞、肾俞。
2.配穴　少气懒言者加气海；厌食者加足三里；夜啼者加印堂；汗多者加复溜、合谷。

（三）灸法

肺俞、脾俞、肾俞、足三里；便溏者加神阙。

（四）小儿推拿

补脾经，运板门、清补肺经、摩腹、捏脊、按揉足三里经。

（五）耳穴贴压法

肺、脾、肾、内鼻、咽喉、胃。

（六）埋针

肺俞，脾俞，肾俞。

（七）其他

（1）穴位注射：可用黄芪注射液，于双侧足三里穴位注射，每次0.5～1ml。

（2）中药热奄包：肺俞、脾俞、肾俞。

（3）香囊：体虚易感者用大黄、薄荷、藿香、柴胡、苍术、细辛、吴茱萸、独活、羌活、丁香等药物做成香囊佩戴。

（4）药浴：体虚易感者用黄芪、白术、防风、牡蛎、五指毛桃、茯苓、白芍、生姜等中药药浴。

（5）天灸：肺俞、脾俞、肾俞、气海、关元、足三里，交替选用3～4穴。

四、按语

1.注意环境及个人卫生，室内空气要流通，经常户外活动，随时更换衣服，逐渐适应气候变化，避免过冷过热。

2.出汗较多时，用干毛巾擦干，勿吹风着凉，洗澡时尤应注意。

3.在急性呼吸道感染时，注意不要滥用抗菌药物，不要过用发汗及苦寒中药。

4.养成良好的生活习惯，保证充足的睡眠，少量多餐，给予易消化、高营养的饮食。

5.感冒流行期间不去公共场所。家中有感冒患者时可用食醋熏蒸室内。

6.积极防治各种慢性病，如维生素D缺乏性佝偻病、营养不良、贫血等。

7.按时预防接种，增强机体抗病能力。

第十三章
脾胃疾病

第一节 呕吐

一、概述

呕吐是胃气上逆，胃中食物经口吐出的病证。有声有物谓之呕，有物无声谓之吐，有声无物谓之哕。临床上呕与吐常同时并见，故称呕吐。本病多见于婴幼儿，好发于夏秋二季，可见于西医学多种疾病病程中，如急、慢性胃肠炎，消化功能紊乱，肠梗阻等，应详细检查，评估病情，明确诊断，以免失治误治。本节主要论述消化功能紊乱所致呕吐的证治。

二、诊断要点

（一）病史

患儿有饮食不节、饮食不洁、外邪犯胃、情志不畅等病史。

（二）临床表现

胃中食物经口吐出，可见恶心纳呆、脘腹胀满、嗳腐吞酸等症。

（三）辅助检查

必要时可完善血常规、血气生化、腹部超声、胃镜等检查。

三、治疗

（一）治则

和胃降逆。

（二）针刺

1.主穴　中脘、足三里、内关。
2.配穴　呕吐频繁，面赤唇红等热盛者加合谷；呕吐不消化食物等食积者加下脘；嗳气反酸、情志不舒者加阳陵泉、太冲。

（三）灸法

吐物清冷、发热恶寒等寒盛者加艾灸上脘、大椎；呕吐清稀痰水或不消化食物残渣、四肢欠温等脾胃虚寒者，可选天枢、关元、气海进行艾灸。

（四）小儿推拿

清胃经、运内八卦、横纹推向板门。食入即吐，大便秘结等胃热者加退六腑、清大肠；脘腹胀满等食积者加掐揉四横纹；呕吐清稀，胃脘冷痛等脾胃虚寒者加揉外劳宫、按揉足三里。

（五）耳穴贴压法

脾、胃、贲门、十二指肠、膈、交感。

（六）埋针

脾俞，胃俞，足三里。

（七）其他

（1）拔罐：中脘、天枢。
（2）穴位注射：可选用维生素 B_1 注射液等，足三里穴位注射。
（3）中药热奄包：中脘、神阙。
（4）穴位贴敷：神阙、中脘、足三里、天枢。

四、按语

1.针灸治疗消化功能紊乱所致的呕吐疗效良好，但肠梗阻、胰腺炎、胆囊炎、脑炎等引起的呕吐，除用针灸止吐外，还应高度重视原发病的治疗。
2.平时宜注意饮食调理，忌暴饮暴食，忌食厚味生冷油腻辛辣食物，以免戕害胃气。
3.呕吐较轻时可进食流食或半流食，呕吐较重时应禁食4~8小时，必要时静脉输液。
4.小儿呕吐时应加强护理，保持安静，注意体位，防止呕吐物吸入气管。
5.服用中药时注意少量多次频服，药液温度适中。

第二节　腹痛

一、概述

腹痛是胃脘以下、脐之两旁、耻骨以上部位发生疼痛为主的病症，本病为小儿常见的临床证候，见于任何年龄与季节。儿科腹痛主要分为功能性和器质性两大类，本节主要论述功能性腹痛的证治。

二、诊断要点

（一）病史

患儿可有外感寒邪、伤于乳食、脾胃虚寒、情志不畅等病史或诱因。

（二）临床表现

症见胃脘以下、脐之两旁、耻骨以上部位疼痛。

（三）辅助检查

血、尿、粪便，腹部X线、超声等检查有助于临床诊断及鉴别诊断。

三、治疗

（一）治则

调理气机，疏通经脉。

（二）针刺

1.**主穴** 足三里、合谷、天枢、太冲。
2.**配穴** 脘腹疼痛拒按、不思乳食等食积者加内庭。

（三）灸法

腹痛绵绵、喜温喜按、腹部中寒者灸神阙。

（四）小儿推拿

按揉一窝风、中脘、足三里、摩腹。腹部中寒者加推三关；乳食积滞者加运板门、清大肠；胃肠热结者加清胃经、退六腑。

（五）耳穴贴压法

脾、肝、胃、交感、内分泌、腹。

（六）埋针

天枢、中脘。

（七）其他

（1）中药热奄包：神阙、中脘。
（2）穴位贴敷：神阙、中脘、天枢、足三里。

四、按语

1.针灸止痛疗效显著，但腹痛病情复杂，临床要认真鉴别内科腹痛和外科腹痛。
2.根据病因，给予相应饮食调护。
3.注意气候变化，及时增减衣物，避免感受外邪，防止腹部受凉。
4.避免暴饮暴食，避免餐后剧烈运动或边玩边食。
5.腹痛明显或持续不缓解者，应及时就诊，避免贻误病情。

第三节 泄泻

一、概述

泄泻是以大便次数增多，粪质稀薄或如水样为特征的小儿常见病，夏秋季多发，西医学将其分为感染性与非感染性腹泻两大类。

二、诊断要点

（一）病史

有脾胃虚弱、乳食不节、饮食不洁，或感受外邪病史。

（二）临床表现

大便次数增多，每日3次以上，重者每日10次以上。

（三）辅助检查

可行大便常规检查、大便病原学检查。

三、治疗

（一）治则

运脾化湿。

（二）针刺

1.**主穴** 足三里、中脘、天枢、脾俞。
2.**配穴** 呕吐加内关，腹胀加下脘。

（三）灸法

取足三里、中脘、神阙、肾俞，温和灸或隔姜灸。

（四）小儿推拿

补脾经、清小肠、摩腹、推上七节骨、揉龟尾。起病急，病程短，泻下急迫，腹胀腹痛等实证者加清大肠；病程日久，食后易泻，大便澄澈清冷，完谷不化等虚证者加补大肠。

（五）耳穴贴压法

脾、胃、小肠、大肠、直肠、神门。

（六）埋针

天枢、中脘、足三里。

（七）其他

可选神阙、中脘、天枢、足三里穴位敷贴。

四、按语

1.针灸治疗泄泻疗效显著。若患急性胃肠炎或溃疡性结肠炎等因腹泻频繁而出现脱水者，应适当配合输液治疗。

2.治疗期间，应注意清淡饮食，忌食生冷、辛辣、油腻之品，注意饮食卫生。

3.合理喂养，提倡母乳喂养，适时适量添加辅食。养成良好的卫生习惯，注意母乳和奶粉的保存，食具要消毒。

4.注意气候变化，及时添减衣被，避免受暑或着凉。

5.做好泄泻患者的隔离治疗及粪便消毒。

6.避免长期滥用抗生素，防止菌群失调导致的泄泻。

7.注意观察泄泻患儿大便次数与性状的改变，注意尿量、皮肤弹性、精神状态等情况的变化，预防脱水的发生。

第四节　便秘

一、概述

便秘是指大便干结，排便困难，排便周期或时间延长，常常数日一行，或虽有便意但排便不畅的一种病症。《黄帝内经》称其为"大便难""后不利"，汉代张仲景则将其称为"脾约""闭""阴结""阳结"。西医学分为器质性便秘与功能性便秘两大类，其中功能性便秘在小儿便秘中占比90%以上。本节主要论述功能性便秘的证治。

二、诊断要点

（一）病史

有挑食偏食、喂养不当、外感邪气、情志不畅、脏腑虚损等病史。

（二）临床表现

主症可见大便秘结不通，排便艰涩难解，排便次数减少，排便周期或时间延长，排便不畅等。

（三）辅助检查

多无阳性发现。

三、治疗

（一）治则

调理肠胃，行滞通便。

（二）针刺

1.**主穴**　大肠俞、天枢、支沟。
2.**配穴**　大便干结，面赤口臭等燥热便秘者加内庭；腹胀嗳气等气滞便秘者加行间；无力排便等气虚便秘者加气海。

（三）灸法

无力排便等气虚便秘者，可灸气海。

（四）小儿推拿

清大肠，摩腹，推下七节骨、揉龟尾。实秘者加退六腑、清脾经。虚秘者加补脾经、捏脊。

（五）耳穴贴压法

大肠、小肠、直肠、肝、脾、皮质下。

（六）埋针

支沟、天枢、大肠俞。

（七）其他

（1）拔罐：天枢、中脘。

（2）穴位贴敷：神阙、中脘、天枢、足三里。

四、按语

1.针灸对功能性便秘疗效确切，如多次治疗仍不见效，应查明病因。

2.注意日常饮食，纠正不良的进食习惯，多吃新鲜蔬菜水果，增加粗纤维摄入，改变生活方式，进行适当的体育锻炼，增加活动量，避免少动、久坐、久卧，生活规律，注意休息。

3.养成定时排便的良好生活习惯，加强排便训练。

4.对患儿进行心理指导和暗示，避免情志刺激，保持精神舒畅。

第五节　厌食

一、概述

厌食是小儿时期以较长时间食欲不振，食量减少，甚至厌恶进食为特征的脾胃系病症，古籍所载"不思食""不嗜食""不饥不纳""恶食"等疾病的临床表现与本病相似。本病好发于夏季暑湿当令时节，1～6岁小儿多见，西医学中因消化功能紊乱而出现厌食可参照本病治疗。

二、诊断要点

（一）病史

大部分患儿可有喂养不当、病后失调、先天不足或情志失调等病史。

（二）临床表现

较长时间食欲不振，食量减少，甚至厌恶进食。可伴见面黄肌瘦，但精神尚好，活动如常。

（三）辅助检查

病久可行维生素、微量元素等检查。

三、治疗

（一）治则

运脾开胃。

（二）针刺

1.主穴 脾俞、胃俞、足三里。

2.配穴 食少饮多，大便偏干等脾胃阴虚者加三阴交；腹部胀满口臭者加中脘；烦躁易怒者加太冲；夜卧不安者加印堂。

（三）灸法

脾俞、足三里等穴，多用于脾胃虚寒患儿。

（四）小儿推拿

补脾经、运板门、摩腹，按揉足三里。实证者加掐揉四横纹，清大肠。虚证者加推三关、捏脊。

（五）耳穴贴压法

脾、肝、胃、大肠、小肠、三焦。

（六）埋针

脾俞、足三里。

（七）其他

四缝放血。

四、按语

1.科学育儿，正确喂养，纠正不良饮食习惯，不挑食，不偏食，不嗜食，不暴饮暴食，减少零食，少食生冷寒凉、肥甘厚腻，养成良好饮食习惯，避免餐前或进餐中大量饮水。

2.治疗后食欲改善者，要逐渐增加食量及饮食品种，以防脾胃复伤。

3.注意精神调护，营造良好进食环境，进餐时勿打骂，勿强迫进食。

4.遵循"胃以喜为补"的原则，先从患儿喜爱的食物诱导开胃，暂不需要考虑其营养价值，待食欲增进后，再按需要补给。

第十四章
心肝系疾病

第一节　夜啼

一、概述

夜啼又名"惊啼""儿啼"，是指婴儿入夜啼哭不安，时哭时止，或每夜定时啼哭，甚者通宵达旦，但白天如常的一种病症，多见于新生儿及婴儿。啼哭是新生儿及婴儿的一种正常生理活动，是表达要求或痛苦的方式。如果因为饥饿、惊恐、尿布潮湿、衣被过热或过冷等引起啼哭，喂以乳食、进行安抚、更换潮湿尿布、调节冷暖后，啼哭即可停止者，不属病态。本节论述的是不明原因导致的反复夜间啼哭，因发热、口疮、肠套叠等原因导致的，以治疗原发病为主，不在本节论述范畴。

二、诊断要点

（一）病史

有腹部受寒、护养过温、暴受惊恐等病史。

（二）临床表现

多见于新生儿或婴儿，入夜啼哭不安，时哭时止，或每夜定时啼哭，甚者通宵达旦，但白天如常。全身一般情况良好。

（三）辅助检查

各项检查无异常发现。

三、治疗

（一）治则

调整脏腑的虚实寒热。

（二）针刺

1.主穴　中冲、百会，中冲浅刺出血，百会速刺不留针。

2.配穴　哭声响亮、烦躁不安等热啼者加大陵、少商；暴受惊恐，突然啼哭等惊啼者加神门、行间；用泻法，不留针。

（三）灸法

腹部寒冷胀满，大便不调等脾寒气滞者艾灸神阙。

（四）小儿推拿

黄蜂出洞、掐揉五指节、摩揉前囟、擦涌泉。哭声低弱、腹喜摩按等脾寒者加补脾经、推三关。哭声响亮、烦躁不安等心火炽盛者清心经、清肝经。

（五）耳穴贴压法

神门、内分泌、交感、心、肝、脾。

（六）埋针

心俞、肝俞、胆俞、脾俞，交替选用。

（七）其他

（1）敷神阙：夜啼睡喜蜷卧，哭声低弱，腹喜摩按等脾寒气滞者，可用中药热奄包或穴位贴敷神阙。

（2）药浴：睡喜蜷曲、哭声低弱、腹喜摩按、大便溏薄等脾寒气滞者用炒白术、木香、桂枝等中药药浴；哭声响亮、面赤唇红、烦躁不安等心经积热者用连翘、夏枯草、淡竹叶、薄荷等中药药浴。

四、按语

1.孕妇及乳母不宜过食寒凉与辛辣热性食物，孕期应适当补充钙剂。

2.新生儿注意保暖而不过热，注意腹部保暖。

3.保持环境安静，睡眠时光线适度。

4.乳儿喂食以满足需要而不过量为原则。

5.不要将婴儿抱在怀中睡眠，不通宵亮灯，逐渐减少夜间哺乳次数，养成良好的睡眠习惯。

6.啼哭不止时，注意寻找啼哭原因，如饥饿、过饱、闷热、寒冷、虫咬、尿布浸渍、衣被刺激等，并予解决。

第二节 汗证

一、概述

汗证是指小儿在正常环境和安静状态下，由于阴阳失调、腠理不固，导致全身或局部无故汗出过多，甚则大汗淋漓的一种病证。多见于5岁以内小儿。

小儿由于形气未充、腠理疏薄，加之生机旺盛、清阳发越，故较成人易发汗，且头汗最多。若在天气炎热，衣被过厚，或喂奶过急，活动剧烈的情况下汗多，但无其他异常，则不属病态。正如《景岳全书·盗汗》中提到的"小儿元气未充，腠理不密，所以极易汗出。故凡饮食过热，或衣被过暖，皆能致汗。东垣诸公云：此是小儿常事，不必治之。"

小儿汗证有自汗、盗汗之分。睡中出汗，醒时汗止者，称为盗汗；不分寤寐，无故出汗者，称为自汗；而不论自汗或盗汗又各有阴阳见证。小儿汗证往往自汗与盗汗并见，故在辨别其阴阳属性时还需考虑其他症候。至于因湿热病引起的出汗，或属危重阴竭阳脱、亡阳大汗者，或属其他疾病引起的出汗，均不属本节讨论范围。

小儿汗证，多属西医学中甲状腺功能亢进、自主神经功能紊乱、反复呼吸道感染等。若是维生素D缺乏性佝偻病、结核病、风湿病等患儿有多汗症状者，应以原发病治疗为主，临证当注意鉴别，以免延误治疗。

二、诊断要点

（一）病史

先天禀赋不足，后天调护失宜，患儿素体虚弱；或在热性病后，或有久病病史，或长期使用易致汗的药物。

（二）临床表现

小儿在正常环境和安静状态下，以全身或局部多汗为主要表现。寐则汗出，醒时汗止者为盗汗；不分寤寐而汗出者为自汗。多汗常湿衣或湿枕。

（三）辅助检查

应行血常规、血沉、抗链球菌溶血素O、血清钙磷测定、结核菌素试验、X线胸片及腕骨片等辅助检查除外其他疾病。

三、治疗

（一）治则

小儿汗证从虚实论治，虚则补之，实则泻之。

（二）针刺

1.**主穴** 合谷、尺泽、复溜。

2.**配穴** 平素易感者加足三里；夜间盗汗，夜寐不安者加太溪。

（三）灸法

艾灸气海、关元、足三里，温阳补气。

（四）小儿推拿

补肺经、补脾经、补肾经、掐揉肾顶。身热口臭者加退六腑；反复感冒、神疲乏力者加推三关、按揉足三里。

（五）耳穴贴压法

心、肺、脾、交感、皮质下、肾上腺。

（六）埋针

心俞、脾俞。

（七）其他

用煅牡蛎、糯稻根、浮小麦等药物进行药浴或制作食疗药膳。

四、按语

1.进行适当的户外活动，加强体育锻炼，增强小儿体质。

2.汗出过多应补充水分，进食易于消化、营养丰富的食物。

3.积极治疗各种急慢性疾病，注意病后调护。

4.汗出衣湿后，应及时用柔软干毛巾拭干皮肤，更换干净衣物，避免直接吹风受凉。

第三节　抽动障碍

一、概述

抽动障碍是起病于儿童或青少年时期的一种神经精神障碍性疾病。以不自主、反复、突发、快速的，重复、无节律性的一个或多个部位运动抽动和（或）发声抽动为主要特征。抽动障碍属于中医"肝风""抽搐""筋惕肉瞤"等范畴。本病好发于5～10岁儿童，男孩多于女孩，男女比例为（3～5）∶1。少数患儿至青春期可自行缓解，有的可延续至成人。患儿可伴情绪行为症状，亦可共患一种或多种心理行为障碍，但智力一般不受影响。

二、诊断要点

（一）病史

发病于18岁前，可有疾病后及情志失调的诱因或有家族史。

（二）临床表现

表现形式多种多样，如眨眼、噘嘴、皱鼻、摇头、耸肩、甩手、举臂、踢腿、收腹、肢体扭动、吸鼻、清嗓、尖叫、犬吠、秽语等。

（三）辅助检查

实验室检查多无特殊异常，脑电图正常或非特异性异常。智力测试基本正常。耶鲁综合抽动严重程度量表（YGTSS）、多发性抽动综合量表（TSGS）等检测有助于病情轻重的判断。

三、治疗

（一）治则

息风止动。

（二）针刺

1.主穴　风池、足三里、阳陵泉。

2.配穴　眨眼皱眉加印堂、攒竹、太阳；皱鼻加迎香、四白；口角抽动加地仓、颊车；点头摇头加大椎；耸肩加肩髃、肩髎；上肢抽动加曲池、手三里、外关；腹部抽动加天枢、关元、中脘；下肢抽动加丰隆、三阴交；喉出怪声加列缺；注意力不集中加四神聪；情绪不稳、烦躁加太冲。

（三）小儿推拿

开天门、推坎宫、运太阳、掐揉耳后高骨、清心经、清肝经。眨眼皱眉者加按揉睛明、攒竹、鱼腰、丝竹空、太阳、承泣、四白；耸鼻噘嘴者加按揉迎香、上迎香、印堂、地仓、承浆、颊车等口鼻局部穴位；喉间发声者加按揉天突、扶突；甩手耸肩者加拿揉肩部至腕、搓捻十手指。

（四）耳穴贴压法

神门、皮质下、脑干、心、肝、肾、风溪。

（五）埋针

心俞、肝俞、脾俞。

四、按语

1.针刺前须做好心理建设，让患儿配合，否则可能会适得其反，加重病情。

2.增加亲子游戏，鼓励户外活动，避免责骂，避免兴奋、疲劳，保持心情愉悦，消除紧张自卑的情绪，增强自信自尊等。

3.科学规律作息，保证充足睡眠，适量文体活动等。

4.清淡饮食，健康营养，多蔬果，少零食，少甜食，少煎炸，避免辛辣刺激，避免可乐咖啡，避免富含色素及食品添加剂食物等。

5.必要时到心理科就诊。

第四节　不寐

一、概述

不寐是以经常不能获得正常睡眠，或入睡困难，或睡眠不深，或睡眠时间不足，严重者甚至彻夜不眠为特征的病证，亦称"失眠""不得卧"。其发生常与饮食不节、情志失常、劳逸失调、病后体虚等因素相关。不寐的病位在心，与肝、脾、肾、胆、胃等脏腑密切相关。基本病机是心神失养或心神被扰，心神不宁，或阴、阳跷脉功能失衡，阳盛阴衰，阴阳失交。本病多见于西医学的神经衰弱、更年期综合征、焦虑症、抑郁症、贫血等多种疾病中。

二、诊断要点

（一）病史

可有情志失常、饮食不节、劳逸失度等病史。

（二）临床表现

入睡困难，或寐而易醒，甚则彻夜不眠。

（三）辅助检查

可完善多导睡眠图等检查。

三、治疗

（一）治则

调和阴阳，安神利眠。

（二）针刺

1.主穴　百会、神门、三阴交、照海、申脉。

2.配穴　情绪不宁，急躁易怒，头晕头痛，胸胁胀满等肝火扰心者配太冲、行间、侠溪；心悸健忘，纳差倦怠，面色无华，易汗出等心脾两虚者配心俞、脾俞、足三里；五心烦热，头晕耳鸣，腰膝酸软，遗精盗汗等心肾不交者配心俞、肾俞、太溪；多梦易惊，心悸胆怯，善惊多恐，多疑善虑等心胆气虚者配心俞、胆俞；脘闷嗳气，嗳腐吞酸，心烦口苦等脾胃不和者配丰隆、中脘、足三里。噩梦多配厉兑、隐白；头晕配风池、悬钟；重症不寐配神庭、印堂、四神聪。

（三）灸法

心俞、神门、涌泉。

（四）小儿推拿

按揉百会、太阳、神庭、攒竹、风池、心俞、脾俞。

（五）耳穴贴压法

心、肾、肝、脾、胆、神门、皮质下、交感。

（六）埋针

心俞、肝俞。

（七）其他

药浴：用竹茹、枳实、夏枯草、钩藤、茯神、龙骨、麦芽、合欢皮等中药药浴。

四、按语

1.针灸治疗不寐有较好的疗效，治疗过程中可配合精神调节与心理治疗。
2.治疗前应完善相关检查，明确病因，积极治疗原发病。

第十五章
肾系疾病

第一节 遗尿

一、概述

遗尿又称"遗溺"，是指5岁以上的小儿不能自主控制排尿，经常睡中小便自遗，醒后方觉的一种病证，多见于10岁以下儿童，男孩多于女孩，长期遗尿可影响小儿身心健康发育。婴幼儿"肾常虚"，发育未全，经脉未盛，气血未充，脏腑未坚，智力未全，排尿的自控能力尚未健全完善；学龄儿童因白天游戏玩耍过度，夜晚熟睡不醒，偶尔发生遗尿，不属病态。本节主要讨论的是西医学中的原发性遗尿症。

二、诊断要点

（一）病史

可有睡前多饮史，或过度疲劳、精神紧张等病史。

（二）临床表现

发病年龄在5岁以上，寐中小便自出，醒后方觉，每周至少有2次遗尿，持续3个月以上。

（三）辅助检查

尿常规、尿培养均无异常。部分患儿泌尿系统B超可见膀胱容量小、腰骶部X线或核磁共振检查可见隐性脊柱裂。

三、治疗

（一）治则

温补下元，固涩膀胱。

（二）针刺

1.主穴 ①百会、关元、气海、三阴交；②百会、肾俞、膀胱俞，次髎。两组穴位交替选用。

2.配穴　遗尿日久，次数较多，伴见形寒肢冷等下元虚寒者加命门、太溪；日间尿频，伴神疲乏力，便溏，自汗，易感冒等肺脾气虚者加肺俞、脾俞；梦中遗尿，伴见寐不安宁，多梦易惊，五心烦热等心肾不交者加内关、遗尿点（掌面小指第2指间关节横纹中点处）；睡中遗尿，小便量少，色黄味臊，兼见□齿，性情急躁，目睛红赤等肝经湿热者加行间。

（三）灸法

关元、中极、三阴交。

（四）小儿推拿

补肾经、揉外劳宫、推三关、摩揉丹田、推上七节骨、横擦腰骶部。

（五）耳穴贴压法

膀胱、肾、三焦、缘中、神门、皮质下。

（六）埋针

关元、中极、脾俞、肾俞。

（七）其他

（1）中药热奄包（内含菟丝子、补骨脂、山茱萸、麻黄等药）：关元、肾俞。
（2）药浴：乌药、益智仁、山药等中药药浴。

四、按语

1.坚持排尿训练，睡前适当控制饮水量，睡前排尿。
2.熟睡中的患儿，父母可在其遗尿时间之前唤醒，使其习惯醒时主动排尿。
3.排除遗尿对小儿情绪的影响，鼓励小儿树立信心治疗疾病。
4.避免进食含有薏苡仁、车前草等利尿祛湿的凉茶或药膳。

第二节　五迟五软

一、概述

五迟指立迟、行迟、齿迟、发迟、语迟；五软指头项软、头软、手软、足软、肌肉软，古代归属于"胎弱""胎怯"范畴，多源于先天禀赋不足，可见于西医学之脑发育不良、脑瘫、智能低下等病症。五迟、五软既可单独出现，也可同时存在。本病若证候较轻，早期治疗，疗效较好；若证候复杂，病程较长，属先天禀赋不足引起者，往往成为痼疾，采用中西医结合的康复方案可改善部分功能。

二、诊断要点

（一）病史

可有孕期调护失宜、药物损害、产伤、窒息、早产，以及喂养不当史，或有家族史，父母为近亲结婚或低龄、高龄产育者。

（二）临床表现

小儿2~3岁还不能站立、行走为立迟、行迟；初生无发或少发，随年龄增长，仍稀疏难长为发迟；12个月时尚未出牙以及此后牙齿萌出过慢为齿迟；1~2岁还不会说话为语迟。小儿半岁前后头项软弱下垂为头项软；咀嚼无力，时流清涎为口软；手臂不能握举为手软；2岁后还不能站立、行走为足软；皮宽肌肉松软无力为肌肉软。五迟、五软不一定悉具，但见一二症者可分别做出诊断。

（三）辅助检查

可行血液生化、头颅CT或磁共振、染色体等检查，寻找病因。

三、治疗

（一）治则

五迟、五软多属虚证，以补为其治疗大法，着重补肾填髓，养肝强筋，健脾养心，补益气血。

（二）针刺

1.**主穴**　百会、四神聪、太溪、三阴交、阳陵泉。
2.**配穴**　智力低下、语言发育迟缓等五迟者加风池、神门；五软者加肩髃、曲池、外关、合谷、环跳、足三里、阳陵泉、承山、三阴交。

（三）灸法

五软者灸足三里、三阴交等肢体穴位；五迟者灸心俞、脾俞、肾俞等腧穴。

（四）小儿推拿

补脾经、补肾经、揉二马、横擦腰骶部、捏脊、按揉阳陵泉。

（五）耳穴贴压法

心、肝、脾、肾、脑干、皮质下。

（六）揿针

心俞、脾俞、肾俞。

（七）其他

（1）穴位埋线：心俞、肝俞、脾俞、肾俞。
（2）药浴：艾叶、桑寄生、独活、秦艽、红花、牛膝、鸡血藤、伸筋草等中药药浴。

四、按语

1.本病宜早期发现，及时治疗，治疗时间较长，可将有效方剂制成丸、散、膏剂，以半年为1疗程，重复2~3个疗程。辨证论治，中西结合，制定方案，采取针灸、推拿、中药、教育及功能康复训练综合治疗措施，方能取得一定疗效。

2.注意新生儿保健；预防新生儿黄疸、硬肿症、肺炎等。

3.合理喂养，加强营养，积极预防及治疗各种急、慢性疾病。

第十六章
五官疾病

第一节　鼻鼽

一、概述

鼻鼽又称"鼽嚏"，是指易感患儿接触变应原后主要由特异性IgE介导的鼻黏膜非感染性炎性疾病。中医对本病的理解和诊治早在古籍《素问玄机原病式》中就有提及："鼽者，鼻出清涕也。""嚏，鼻中因痒而气喷作于声也。"传统中医认为，本病的发生乃是在肺、脾、肾三脏虚损的基础上，外感风寒、异气之邪，侵袭鼻窍所致。由于本病涉及多个脏腑的虚损，易受外界因素刺激，且常夹热，或夹寒，或夹湿之邪，导致体内寒热夹杂，虚实并见，故病情缠绵，反复难愈，中医治疗应遵循全方位、全程、内外并治相结合的原则，才能取得良好疗效。本病属于西医学中儿童变应性鼻炎，也称儿童过敏性鼻炎。

二、诊断要点

（一）病史

多有湿疹、荨麻疹、特应性皮炎等过敏性疾病病史。

（二）临床表现

清水样涕、鼻痒、鼻塞、喷嚏等症状出现2项以上（含2项），每天症状持续或累计约1小时以上。可伴有眼痒、结膜充血等眼部症状。症状严重的患儿可有嗅觉减退和"变应性敬礼"动作，即为减轻鼻痒和使鼻腔通畅而用手掌或手指向上揉鼻，亦可伴有"变应性黑眼圈"和"变应性皱褶"的体征。

（三）辅助检查

血常规、过敏原检测有助于诊断。

三、治疗

（一）治则

通利鼻窍，益气止涕。

（二）针刺

1.主穴　上星、印堂、上迎香、迎香。

2.配穴　每遇风冷易发，气短懒言，语声低怯或咳喘无力等肺气虚寒者加肺俞、气海；患病日久，鼻塞鼻胀较重，面色萎黄，四肢倦怠，食少纳呆等脾气虚弱者加脾俞、足三里；病久体弱，早晚较甚，神疲倦怠，面色苍白，形寒肢冷，小便清长，夜尿频多等肾阳亏虚者加肾俞、命门；先天禀赋不足，劳倦过度，或见咳嗽，咽痒，多梦少寐，口干烦热等肺肾阴虚者加太溪、三阴交。

（三）灸法

本病患儿多体质虚寒，可灸印堂、迎香、督脉。亦可在印堂与素髎之间来回悬灸。

（四）小儿推拿

开天门、推坎宫、揉太阳、拿风池、按揉印堂、迎香。气短懒言，面色苍白，咳嗽痰稀等肺气虚寒者加补肺经；消瘦，食少纳呆，腹胀便溏，四肢倦怠乏力等脾气虚弱者加补脾经；形寒肢冷，腰膝酸软，小便清长等肾阳不足者加补肾经。

（五）耳穴贴压法

肺、脾、肾、风溪、内鼻、外鼻、额。

（六）埋针

肺俞、脾俞。

（七）其他

（1）香囊：选用白芷、荆芥、苍术等中药配成香囊后佩戴。
（2）天灸：大椎、迎香、肺俞等。
（3）穴位注射：维丁胶性钙穴位注射曲池、血海。

四、按语

1.鼻鼽属发作性疾病，其病属本虚标实、虚实夹杂之证，发作期主要是外邪袭肺，肺气不宣，以实为主；缓解期则表现为肺、脾、肾三脏亏虚，以虚为主，故在治疗当中应当分清标本，攻补兼施。

2.患者平素应注意规避变应原，常见变应原有尘螨、霉菌、花粉等，应避免接触。

第二节　鼻渊

一、概述

鼻渊是以恶寒、发热、食欲减退、便秘、周身不适等全身症状和鼻塞、多脓涕、头痛或局部疼痛等局部症状为临床表现的一种病证，重者又称"鼻漏"。其发生常与外邪侵袭、胆腑郁热、脾胃湿热等因素有关。本病病位在鼻，肺开窍于鼻，足阳明经起于鼻，《素问·气厥论》云："胆移热于脑，则辛頞鼻渊。"故本病与肺、脾胃、胆关系密切。基本病机是邪壅鼻窍。鼻渊多见于西医学的急、慢性鼻窦炎和副鼻窦炎等疾病中。

二、诊断要点

（一）病史

可有外感、鼻塞等病史。

（二）临床表现

症见恶寒、发热、食欲减退、便秘、周身不适等全身症状和鼻塞、多脓涕、头痛或局部疼痛等局部症状。

（三）辅助检查

可行鼻窦X线、CT、电子鼻咽镜等检查。

三、治疗

（一）治则

清热排脓，通利鼻窍。

（二）针刺

1.**主穴**　印堂，迎香，攒竹，通天。

2.**配穴**　黄涕量多，发热，头痛，咳嗽等肺经风热者配尺泽、少商；涕下黏稠如脓，鼻塞较重，伴头痛，口苦咽干，心烦易怒，小便赤黄等胆腑郁热者配足临泣、侠溪；经久不愈，反复发作，伴头昏，眉额胀痛，思绪分散，记忆衰退等湿热阻窍者配曲池、阴陵泉。

（三）灸法

印堂、大椎、肺俞等。

（四）小儿推拿

开天门、推坎宫、揉太阳、拿风池、按揉印堂、迎香。实证者加清天河水，虚证者加补肺经、捏脊。

（五）耳穴贴压法

肺、脾、肾、风溪、内鼻、外鼻、额。

（六）埋针

肺俞、脾俞。

（七）其他

（1）香囊：黄涕量多、发热头痛等肺经风热者用薄荷、升麻、白芷、当归尾、菊花等中药做成香囊佩戴；经久不愈，反复发作等湿热阻窍者用大黄、薄荷、藿香等中药做成香囊佩戴。

（2）药浴：黄涕量多、发热头痛等肺经风热者用连翘、浙贝母、皂角刺、薄荷等中药药浴。

（3）穴位贴敷：迎香、大椎、肺俞、神阙等穴。

（4）放血疗法：少商。

四、按语

1.儿童脏气清灵，不宜久灸，一般建议10~15分钟为宜，灸后及时喝水补充水分。

2.针灸治疗鼻渊有较好疗效。可迅速改善鼻道通气功能，而减轻症状，慢性者疗程较长。

3.注意保持鼻腔通畅，或可让患者做低头运动，以利窦内分泌物排出。

4.忌用力擤鼻，以免鼻腔分泌物通过咽鼓管进入中耳腔，发生耳病。

5.积极预防上呼吸道疾病等疾病。

第三节 腺样体肥大

一、概述

腺样体肥大是反复炎症刺激导致腺样体病理性肥大，堵塞后鼻孔或咽鼓管咽口，引起儿童耳鼻咽喉及呼吸道等一系列临床症状的疾病。祖国医学里虽然没有与腺样体肥大相应的病名，但根据其打鼾、鼻塞、腺体肿大等临床特点，以"鼾眠""鼻窒""窠囊""痰核"等命名。腺样体肥大病机特点为本虚标实，由内外合邪而致病。小儿稚阴稚阳之体，正气亏虚是腺样体肥大形成和发展的根本条件。《素问·评热病论篇》中云："邪之所凑，其气必虚。"正气亏虚多责之肺、脾、肾气亏虚，气滞、痰浊、瘀血结于颃颡为发病之标，常因外感风寒或风热而诱发本病。

二、诊断要点

（一）病史

可有急慢性鼻咽炎反复发作病史。

（二）临床表现

症见鼻塞、入睡打鼾、张口呼吸、清嗓、吸鼻、呛咳等；因堵塞咽鼓管可引起分泌性、化脓性中耳炎，出现耳痛、耳鸣、耳闷、听力下降；长期口呼吸可导致腺样体面容，主要表现为上颌骨变长，腭骨高拱，牙列不齐，上切牙突出，唇厚，缺乏表情的面容，一旦形成，难以恢复。

（三）辅助检查

可行电子鼻咽镜、鼻咽部X线侧位片检查。

三、治疗

（一）治则

宣通鼻窍，化痰散结。

（二）针刺

1.主穴 印堂、迎香、上迎香，通天。

2.配穴　鼻塞、咳嗽、黄痰等痰热者加尺泽、丰隆；胃纳欠佳等痰湿者加阴陵泉、三阴交；持续性鼻塞、打鼾、耳部闷胀、听力降低等气血瘀阻者加血海、膈俞；鼻塞、呼吸音粗、打鼾、张口呼吸、清嗓、吸鼻等肺脾气虚者加肺俞、脾俞。

（三）灸法

印堂至素髎悬灸。

（四）小儿推拿

开天门、推坎宫、按揉迎香、拿风池、推揉翳风—气舍。涕浓量多，喉中痰黏而时发清嗓或吸鼻声等痰热互结者加掐揉四横纹、揉掌小横纹；鼻涕量多而色清，鼻塞夜间为主等痰湿内阻者加清小肠、揉掌小横纹；鼻塞日久，鼻音重，面色晦暗等瘀血内阻者加掐揉四横纹、按揉三阴交；汗多，气短懒言，大便溏泄等肺脾气虚者加擦肺、脾、肾俞、捏脊。

（五）耳穴压丸法

肺、脾、肾、风溪、内鼻、外鼻、额、鼻咽点。

（六）埋针

肺俞、脾俞。

（七）其他

（1）香囊：选用白芷、荆芥、苍术、艾叶等中药配成香囊后佩戴。
（2）药浴：用苍耳子、辛夷、白芷、浙贝母、夏枯草等中药药浴。
（3）放血疗法：痰热者可少商放血。

四、按语

1.积极预防和治疗鼻窦炎、变应性鼻炎、反复呼吸道感染等原发病。
2.饮食均衡，按时进食，适量软食。
3.睡觉时打鼾、张口呼吸者减少仰卧，可以侧卧为主。
4.避免接触易过敏物质。

第四节 近视

一、概述

近视是以视近物清晰，视远物模糊为主症的眼病，古称"能近怯远症"。其发生与禀赋不足、劳心伤神和不良用眼习惯有关。本病病位在眼，肝经连目系，心经系目系，肾为先天之本，脾为气血生化之源，故本病与心、肝、脾、肾关系密切。基本病机是目络瘀阻，目失所养。西医学中调节性近视、功能性（假性）近视和器质性（真性）近视可参照本病治疗。

二、诊断要点

（一）病史

多有不良用眼习惯病史。

（二）临床表现

视近物正常，视远物模糊不清。

（三）辅助检查

可行视力检查、散瞳验光、眼底检查、裂隙灯检查等。

三、治疗

（一）治则

通络活血，养肝明目。

（二）针刺

1.主穴　风池、承泣、睛明、太阳、光明、养老。

2.配穴　失眠健忘，腰酸，目干涩等肝肾不足者配肝俞、肾俞、太溪、照海；神疲乏力，纳呆便溏，头晕心悸，面色不华或白等心脾两虚者配心俞、脾俞、神门、足三里。

（三）灸法

可艾灸睛明、攒竹、瞳子髎、承泣、四白等眼周穴位，注意保护，慎防烫伤。

（四）眼保健操

第一节，按揉攒竹穴；第二节，按压睛明穴；第三节，按揉四白穴；第四节，按揉太阳穴，刮上眼眶；第五节，按揉风池穴；第六节，揉捏耳垂，脚趾抓地。

（五）耳穴贴压法

肝、肾、脾、眼、屏间前、屏间后。

（六）埋针

太阳、四白。

（七）其他

穴位贴敷：太阳、四白、光明等穴。

四、按语

1.针灸治疗轻、中度近视疗效较好。尤其对假性近视疗效显著。针灸治疗年龄越小治愈率越高。

2.平时养成良好的用眼习惯，注重科学用眼，阅读和书写时保持端正的姿势，眼与书本保持30cm左右的距离，不在走路、乘车或卧床情况下看书。学习和工作环境照明要适度，照明应无眩光或闪烁，黑板无反光，不在光照射或暗光下阅读或写字，在用眼时间较长时，应闭目养神或向远处眺望。平时坚持做眼保健操和经络穴位按摩等，以保护视力。

3.定期检查视力，对近期远视力下降者应查明原因，积极治疗；对验光确诊为近视者，应根据情况佩戴合适的眼镜，以保持良好的视力。

4.加强体育锻炼，多做户外活动，增强体质。注意均衡营养，保障铬、钙等微量元素的合理摄入。

第十七章
其他疾病

第一节　面瘫

一、概述

面瘫是以口角向一侧㖞斜、眼睑闭合不全为主症的病证，又称为"口眼㖞斜"。本病可发生于任何年龄，无明显的季节性，发病急，多见一侧面部发病。其发生常与劳作过度、正气不足、风寒或风热乘虚而入等因素有关。本病病位在面部，与少阳、阳明经筋相关。基本病机是经气痹阻，经筋功能失调。本病多指西医学的周围性面神经麻痹，最常见于特发性面神经麻痹。

二、诊断要点

（一）病史

大多有面部受风受寒病史。

（二）临床表现

以口角向一侧㖞斜、眼睑闭合不全为主症。

（三）辅助检查

可行肌电图、头颅磁共振检查以助诊断。

三、治疗

（一）治则

祛风通络，疏调经筋。

（二）针刺

1.**主穴**　阳白、颧髎、颊车、地仓、翳风、合谷。

2.**配穴**　面部受凉史等风寒证者配风池、列缺；继发于感冒发热等风热证者配外关、曲池；病程较长，肢体倦怠无力，面色淡白，头晕等气血不足者配足三里、气海。人中沟㖞斜配水沟；鼻唇沟浅配迎香；颏唇沟㖞斜配承浆；目合困难配攒竹、昆仑；流泪配承泣；听觉过敏配听宫、中渚。

（三）灸法

可选阳白、颧髎、颊车、地仓、翳风等穴行麦粒灸。

（四）小儿推拿

点按阳白、颧髎、颊车、地仓、牵正、承浆等面部穴位。

（五）耳穴贴压法

面颊、口、眼、额、枕。

（六）埋针

颊车、地仓。

（七）其他

拔罐：可在患侧闪罐。

四、按语

1.针灸治疗周围性面瘫有很好的疗效，可作为首选方法。部分患者病程迁延日久，可因瘫痪肌肉出现挛缩，口角反牵向患侧，甚则出现面肌痉挛，形成"倒错"现象，为面神经麻痹后遗症，疗效较差。

2.周围性面瘫的预后与面神经的损伤程度密切相关，肌电图可作为判断面神经损伤程度的辅助检查。一般而言由无菌性炎症导致的面瘫预后较好，而由病毒等感染所致的面瘫（如亨特面瘫）预后较差。如果3个月至半年不能恢复，多留有后遗症。临床注意与中枢性面瘫相鉴别。

3.治疗期间面部应避免受寒，眼睑闭合不全者可戴眼罩防护，或点眼药水，以防感染。

第二节　瘾疹

一、概述

瘾疹是以皮肤上出现风团，伴有瘙痒为主症的病证，又称为"风疹""风疹块"。其发生常与体质素虚，腠理不固，风邪侵袭，或食用鱼虾荤腥食物等因素有关。本病病位在肌肤腠理。基本病机是营卫失和，邪郁腠理。本病相当于西医学的急、慢性荨麻疹，为过敏性疾病。

二、诊断要点

（一）病史

多有过敏病史。

（二）临床表现

皮肤上出现风团，发无定处，时发时退，伴有瘙痒，消退后不留痕迹。

（三）辅助检查

必要时可行血常规、红细胞沉降率、C反应蛋白等检查。

三、治疗

（一）治则

祛风止痒，养血和营。

（二）针刺

1.**主穴**　蠡沟、曲池、合谷、血海、委中、膈俞。
2.**配穴**　风团色红，灼热剧痒，遇热加重等风热袭表者配大椎、风池；遇风寒加重等风寒袭表者配风门、肺俞；风团色红，脘腹疼痛，恶心呕吐等胃肠积热者配足三里、天枢；风疹反复发作，午后或夜间加剧，口干等血虚风燥者配足三里、三阴交。

（三）耳穴贴压法

肺、肾上腺、风溪、神门、内分泌、皮质下。

（四）埋针

血海、膈俞。

（五）其他

（1）放血疗法：曲池、委中。
（2）拔罐：神阙。

（3）穴位注射：维丁胶性钙穴位注射血海、曲池。

四、按语

1.针刺治疗本病效果较好，但部分慢性者较难根治。

2.注意避风寒，忌食鱼虾蟹、辛辣食物，饮食宜清淡，远离变应原。

3.本病患儿皮肤敏感，一般不选择小儿推拿治疗，避免因反复摩擦皮肤令病情加重；此外，本病患儿多为热证，一般不做艾灸。

第三节　肥胖症

一、概述

肥胖症是指由于能量摄入超过消耗，人体脂肪积聚过多，体重超过标准体重的20%以上的疾病。分为单纯性和继发性两类：前者不伴有明显神经或内分泌系统功能变化，临床上最为常见；后者常继发于神经、内分泌和代谢疾病，或与遗传、药物有关。肥胖症容易合并发生糖尿病、高血压、动脉粥样硬化、冠心病和各种感染性疾病。

二、诊断要点

（一）病史

可有肥胖家族史、不节饮食等病史。

（二）临床表现

形体肥胖，面肥颈臃，项厚背宽，腹大腰粗，臀丰腿圆。

（三）辅助检查

可测量身高、体重、腰围、臀围等综合评估。

三、治疗

（一）治则

祛湿化痰，通经活络。

（二）针刺

1.主穴　中脘、天枢、阴陵泉、丰隆。

2.配穴　食欲亢进，怕热多汗，口干便秘等胃肠积热者配合谷、内庭；食欲不振，懒言少动，面唇少华，大便溏薄等脾胃虚弱者配脾俞、足三里；畏寒怕冷，面色㿠白，头晕腰酸等肾阳亏虚者配肾俞、关元；心悸配神门、内关；胸闷配膻中、内关；嗜睡配照海、申脉；腹部肥胖配归来、下脘、中极；便秘配支沟、上巨虚。

（三）灸法

艾灸适合虚证、寒证的儿童，通过其产生的艾热刺激特定部位，可以促进胃肠蠕动、减少脂肪的吸收、增加其排泄，从而达到瘦身功效。

（四）小儿推拿

清补脾经、清大肠、按揉中脘、顺摩腹。皮肤松弛，脘腹胀满，头重如裹等脾虚痰湿者加运内八卦；身热汗多，消谷善饥者等胃肠积热者加清胃经、退六腑；下半身肥胖、小腹坠胀等脾肾阳虚者加推三关、捏脊。

（五）耳穴贴压法

饥点、口、食道、脾、胃、内分泌。

（六）埋针

天枢、足三里。

（七）其他

（1）拔罐：可在腹部拔罐，通过强大的吸拔力使汗毛孔充分张开，汗腺和皮脂腺功能受到刺激而加强，有效快速消除体内多余脂肪。

（2）穴位埋线：足三里，天枢、中脘等穴。

四、按语

1.针灸对于单纯性肥胖疗效较好。

2.针灸减肥的同时应嘱患者加强体育锻炼，注意合理饮食，适当控制饮食。

第四节　孤独症谱系障碍

一、概述

孤独症谱系障碍是一类起病于婴幼儿期的神经发育障碍性疾病，其核心症状表现为社会交往能力缺陷、兴趣爱好狭窄和僵硬、刻板、重复的行为特征。在中医学中，根据症状，孤独症可被归入"语迟""呆病""童瞀""无慧"等病范畴，其发病以胎儿期、新生儿期、婴幼儿期居多。病因病机多为先天胎禀不足，后天失于调养，以致精血不足，脑髓失充，精明之府失养。其病位在脑，与心、脾、肝、肾有密切关系。

二、诊断要点

（一）病史

可见发育迟缓病史。

（二）临床表现

核心症状表现为社会交往能力缺陷、兴趣爱好狭窄和僵硬、刻板、重复的行为特征

（三）辅助检查

可行 ADOS、PEP-3、智力测试等评估及血液生化离子、脑干听觉诱发电位、头颅磁共振、基因筛查等检查。

三、治疗

（一）治则

健脑益智，调补五脏。

（二）针刺

1.主穴　四神聪、印堂、神庭、劳宫、涌泉。

2.配穴　不思饮食等脾胃虚弱者加足三里；急躁易怒等心肝火旺者加太冲；注意力不集中等肾阴不足者加太溪；语言功能欠佳者加通里；多动好动者加合谷、太冲。

（三）灸法

肝俞、肾俞、足三里。

（四）小儿推拿

开天门、推坎宫、揉按太阳、印堂、神庭、百会、风池、哑门、劳宫、神门、合谷、足三里、太冲、太溪、揉按涌泉、拿五经、掐十宣、捏揉耳垂、耳屏、捏脊、擦腰骶部。

（五）耳穴贴压法

心、神门、肝、脾、肾、脑点、内分泌、舌。

（六）埋针

肝俞、心俞、肾俞。

（七）其他

（1）穴位埋线：神庭、百会、神门。
（2）穴位注射：选胞磷胆碱钠注射液在足三里、三阴交、悬钟等穴进行穴位注射，每穴注射药物1ml。

四、按语

1.针灸治疗本病有一定疗效，重视早发现，早诊断，早干预，坚持治疗。
2.临床须医教结合，中西合璧，综合康复。

第五节 先天性肌性斜颈

一、概述

先天性肌性斜颈，是指患儿在子宫内由于各种原因导致胸锁乳突肌发育异常，出生后颈部旋转、侧屈功能受限的一种先天性疾病。中医归属于"筋伤""筋缩"范畴，俗称"歪脖子"。肌性斜颈是儿童骨科临床上常见的先天性肌肉发育异常疾病之一。

（一）中医病因病机

中医认为此病多为孕妇先天失养，胎儿禀赋不足，胎位不正，气血运行不畅，脉络闭阻，瘀血阻滞，而使颈筋挛缩；或因气血精微生化不足或运行不畅，肌肉筋脉失于濡养而不长，从而导致本病发生。

（二）西医病因病理

先天性肌性斜颈真正的病因尚未完全明了，但先天性肌性斜颈肿块型在肿块消失后形成的肌肉纤维化挛缩很像间隙综合征造成缺血的病理改变，通常认为这种病理改变是由于颈部在宫内扭转，体位限制时间过长，造成肌肉缺血、水肿以致纤维化，由于宫内限制还会出现髋关节发育不良、足部畸形、患侧耳郭压迹变形、患侧颜面扁平、患侧眼裂偏小等，这些都说明先天性因素在起作用，多见于高龄、臀位产妇以及羊水少的产妇。此外，有三代以内的直系或旁系亲属中发生多例斜颈的文献报道，说明本病存在一定的遗传倾向。

（三）临床表现

根据胸锁乳突肌有无肿块，将先天性肌性斜颈分为肿块型和非肿块型。

1.先天性肌性斜颈（肿块型）

（1）一期（肿块期）：患儿出生后到一个月期间，颈部一侧（双侧罕见）胸锁乳突肌出现大小不等的圆形或长条梭形肿块，质地柔软或坚硬，高出皮肤，表面无红肿热痛。由于患侧肿块的影响，胸锁乳突肌弹性功能受限，患儿逐渐习惯头颈向健侧旋转，向患侧侧屈，形成特殊的被动歪头畸形姿势。此外，部分病情较严重的患儿，除了头颅偏斜畸形外，亦可在出生后观察到大小眼、大小脸、高低肩等两侧肌肉发育不平衡的情况。

（2）二期（纤维化挛缩期）：一个月后，肿块基本定型，不再增大，随着患儿年龄增长，肿块开始缩小，大多数患儿肿块可在一岁内完全消失，胸锁乳突肌则会出现不同程度的纤维化萎缩，肌细胞失去弹性，质地僵硬如骨，此时挛缩的肌束会牵拉颈部向患侧偏斜更加明显，逐渐丧失向患侧的旋转功能，此期可持续存在数年。亦有极少数轻型肿块型患儿在肿块消失后未进入纤维化挛缩期而逐渐自愈。

（3）三期（后遗症期）：一侧胸锁乳突肌在形成纤维化挛缩固定后，由于患儿长期（包括睡眠中）处于头颈被牵拉向患侧倾斜，下颌转向健侧的被动畸形姿势，导致左右两侧的发育不平衡。形成头面部对称轴的偏离，从而加重大小眼、大小脸、头颅偏斜畸形、高低肩等症状，甚至出现斜视、脊柱侧弯等并发症。如果拖延治疗，患侧颈部肌肉及周围软组织随生长发育逐渐缩短，颈部深筋膜逐渐增厚并紧缩，随之继发的脊柱侧弯骨性结构的改变又会重新成为斜颈的原因，导致疾病迁延难愈。

2.先天性肌性斜颈（非肿块型）

多数在出生后即可发现脸型、头型、眼睛明显不对称，患儿一侧脖子短缩，习惯性转向健侧，向患侧旋转不同程度受限。胸锁乳突肌无肿块突出，反而向内凹陷、萎缩，斜方肌、斜角肌等颈部其他肌肉也可同时伴有不同程度的发育不良，肌肉变薄、紧张，致使患侧颈部肌肉支撑失衡导致头颈向患侧偏斜。

二、诊断要点

（一）诊断

1.先天性肌性斜颈（肿块型）　胸锁乳突肌位置可触及肿块或挛缩硬化成条索状，颈部旋转及侧屈功能受限，有斜头畸形、颜面部畸形，超声检查多显示肿块大小、位置、性质，内部肌纹理紊乱。可诊断为先天性肌性斜颈（肿块型）。

2.先天性肌性斜颈（非肿块型）　胸锁乳突肌位置无肿块、无硬化成条索状，但与健侧对比明显凹陷、萎缩、短薄，斜方肌、斜角肌等颈部其他肌肉也可同时伴有上述改变，颈部向一侧偏斜明显，超声检查无肿块，多显示肌纹理正常或稍紊乱，可诊断为先天性肌性斜颈（非肿块型）。

（二）鉴别诊断

1.骨性斜颈　主要由于颈椎先天性发育畸形引起斜颈，例如半椎体、短颈综合征。胸锁乳突肌多无肿块或条索状纤维化挛缩的病理表现，X线、CT可确诊。需到骨科就诊。

2.眼性斜颈　主要由于视力障碍导致的斜颈，多见于斜视或复视，患儿在自我纠正失衡的视野所出现的斜颈症状。胸锁乳突肌多无肿块或条索状纤维化挛缩的病理表现，矫正视力障碍后，斜颈即可消失。

3.外伤性斜颈　颈椎骨折或旋转性半脱位、锁骨产伤骨折等引发的斜颈，通常有典型的外伤史，结合X线、CT检查可确诊。

4.炎症性斜颈　多有明显的感染病史，例如扁桃体肿大、颈部淋巴结炎、反复上呼吸道感染，由于疼痛引起胸锁乳突肌痉挛而导致的斜颈。

5.神经性斜颈　见于脑部肿瘤、唐氏综合征、婴儿良性阵发性斜颈。其中婴儿良性阵发性斜颈可能与前庭功能障碍有关，斜颈的方向可以左右交换，发作时可伴有躯干倾斜、眼球偏斜，多可自愈。

三、治疗

先天性肌性斜颈的保守治疗方法主要包括推拿、中频电疗、超声波振荡治疗、睡姿习惯矫正等。保守治疗的成功率取决于开始治疗的时间、适宜的推拿手法以及正确的家庭护理。一旦确诊立即开始治疗是阻断肌肉纤维化、矫正头面部畸形的关键。适宜的推拿手法和正确的家庭护理则是保守治疗能否成功的核心内容。根据中医八纲辨证中的虚实理论

"邪气盛则实、精气夺则虚"将肿块型斜颈归为实证，非肿块型斜颈归为虚证，来进行辨证论治。

1.肿块型斜颈（实证）

（1）治则：消肿散结，舒筋活络。

（2）治法：邹氏斜颈七步法。

（3）步骤

1）金蛇缠手（缠绕法）20次：暴露患侧胸锁乳突肌肿块，用示指、中指、无名指三指并排或上下或呈椭圆形旋转均匀抖揉患处肿块周围，将肿块及周围筋膜打松。

2）过山丘20次：将患儿头颈侧屈到健侧，五指并拢，用小鱼际从颈根处捋向肩峰，拉直挛缩或者萎缩的斜方肌。

3）拿捏肩井20下，揉穴位（大椎、风池、风府、灵台、陶道、脑户、强间、天柱、肩髃、翳风、肩中俞、肩外俞等）10分钟。

4）推翳风10次：用拇指顺着翳风穴沿胸锁乳突肌从上往下推。

5）推青龙10次：用拇指轻轻来回推胸锁乳突肌中部血管，起到活血的作用。

6）摇头顺尾20次：一手侧屈头颈到健侧，一手从下到上轻捋胸锁乳突肌。

7）转龙头10下：将头颈患侧轻轻提拉，使下巴高于肩膀，头向前压低，慢慢将头颈转向患侧。切不可用蛮力，以防肌肉急性拉伤。亦可旋转到安全且患者可耐受的最大角度后停留5~10秒钟，再放松。

2.非肿块型斜颈（虚证）

（1）治则：舒筋活络，生肌促长。

（2）治法：邹氏斜颈五步法。

（3）步骤

1）过山丘20次：将患儿头颈侧屈到健侧，五指并拢，用小鱼际从颈根处捋向肩峰，拉直挛缩或者萎缩的斜方肌。

2）拿捏肩井20下，揉穴位（大椎、风池、风府、灵台、陶道、脑户、强间、天柱、肩髃、翳风、肩中俞、肩外俞等）10分钟。

3）推翳风10次：用拇指顺着翳风穴沿胸锁乳突肌从上往下推。

4）摇头顺尾20次：一手侧屈头颈到健侧，一手从下到上轻捋胸锁乳突肌。

5）转龙头10下：将头颈患侧轻轻提拉，使下巴高于肩膀后转向患侧。切不可用蛮力，以防肌肉急性拉伤。亦可旋转到安全且患者可耐受的最大角度后停留5秒钟，再放松。

四、按语

由于婴儿时期囟门未闭，头围增长迅速，不管是肿块型斜颈还是非肿块型斜颈，在确诊之后应立刻开始矫正患儿偏斜的睡眠姿势，越早干预，越能有效防止斜头畸形和面部的不对称生长、减少胸锁乳突肌持续收缩的时间，促进肿块消失及周围肌肉的修复。具体如以下5个方面。

1.患儿不剧烈吐奶的情况下，建议睡平板床，头颈部力量未有稳定的时候，姿势多以仰卧正睡（下巴居中，两耳垂离肩膀的直线距离相等）为主、不可过早竖抱，增加脊柱压力。

2.家长要有意识地不断纠正偏斜的头颈部，使胸锁乳突肌回到正常放松的位置上，减少持续收缩的时间。

3.在医生的指导下做患侧颈部的家庭抚触，手法轻柔、频率、深浅、快慢一致，每分钟30次左右。

4.由于胸锁乳突肌发育畸形，头颈部的力量和身体左右两侧的平衡性减弱，对大运动发育有一定延后影响，如无其他系统疾病，患儿前期大运动发育可顺其自然，遵循自然生长的规律，切不可操之过急、揠苗助长，增加患侧肌肉的负担。

5.无论手术与否，肌肉恢复正常生长需要时间，临床上要重视患儿的定期复查和追踪，一般痊愈后至少复查1年。

参考文献

［1］孙国杰.针灸学.北京：人民卫生出版社，2011.

［2］孙申田，高山，徐波克，等.孙申田针灸治验.北京：人民卫生出版社，2013.

［3］邵英，于娟.小儿推拿学.3版.北京：人民卫生出版社，2021.

［4］龙厚清，刘少喻.脊柱疾病分类诊断学.北京：人民军医出版社，2007.

［5］马融，许华.中医儿科学.北京：人民卫生出版社，2015.

［6］熊磊，肖臻.中医儿科学.4版.北京：人民卫生出版社，2022.

［7］梁繁荣，王华.针灸学.5版.北京：中国中医药出版社，2021.

［8］房敏，王金贵.推拿学.5版.北京：中国中医药出版社，2021.

［9］刘明军，邰先桃.小儿推拿学.3版.北京：中国中医药出版社，2021.

［10］陈日新，谢丁一.神奇热敏灸：有"感"就灸的新法艾灸.北京：人民军医出版社，2013.

［11］吴谦.御纂医宗金鉴.太原：山西科学技术出版社，2011.

［12］全国针灸标准化技术委员会.经穴名称与定位：GB/T 12346—2021.北京：国家中医药管理局，2021.